與慢性疲勞好好相處

長期疲憊的你也能重新找回生活步調

Living with ME and Chronic Fatigue Syndrome

傑拉德‧科克利醫師（Dr. Gerald Coakley）
貝弗利‧諾普斯（Beverly Knops） 合著

高子晴　譯

晨星出版

Living with ME and Chronic Fatigue Syndrome

獻給我三十年來的伴侶路易斯（Luiz），
感謝他不論歷經什麼風雨都始終滋養、支持與挑戰我。

To Luiz, my partner of three decades, for nourishing,
supporting and challenging me through thick and thin.

傑拉德‧科克利醫師 Dr Gerald Coakley

獻給我的丈夫西蒙（Simon），感謝他始終對我抱持信任。
每當我說「我做不到」時，他總是回以「不，你行的。」

To my husband Simon, who has always believed in me.
When I say，'I can't do it'，he always says 'Yes, you can.'

貝弗利‧諾普斯 Beverly Knops

目　錄
CONTENTS

前言

　　疲勞是種十分常見的症狀，你我都會時不時體驗到。不過，那種更加嚴重也持續更久的疲勞，不論是對患者還是其醫師而言都難以定義與解釋。從來沒有任何一位醫學生是為了成為疲勞專科醫生而發憤向學，因為這個專科並不存在──至少目前如此。

　　我（傑拉德）最初對慢性疲勞症候群感到好奇大約是在二十年前，當時我剛開始在倫敦作為風濕免疫專科醫師於私人診所執業。我在診所遇見的患者大多都像之前在英國國民保健服務體系（NHS）中任職時看過的患者──基於我是位風濕免疫專科醫師，這些人多為疑似罹患類風濕性關節炎或乾癬性關節炎等發炎性疾病、發炎性脊椎病變如僵直性脊椎炎、自體免疫性疾病如狼瘡，或代謝性疾病如痛風等患者。然而有些私人診所的患者也會轉診到我這裡，這些病人一直持續為了我們現在知道名為肌痛性腦脊髓炎／慢性疲勞症候群（ME/CFS）的狀況進行非常規治療，而通常為他們治療的醫師不是退休就是過世了。

　　我接下的第一批患者長年接受一種稱作邁爾斯雞尾酒的定期靜脈輸注，也問我是不是還會繼續開這種雞尾酒給他

們。當時我對此一無所知，於是查了一下。結果這是1960
年代由巴爾的摩馬里蘭州的約翰·邁爾斯（John Myers）博
士發明的輸注液，許多輔助療法的從業者長期將其用於治療
多種疾病，包括慢性疲勞、氣喘、偏頭痛、纖維肌痛（參見
第64頁）和慢性鼻竇炎等。那是一種透過靜脈輸注給藥的
亮黃色液體，內含各種維生素B如硫胺素（B_1）、菸鹼醯胺
（B_3衍生物）、吡哆醇（B_6）與羥鈷胺（B_{12}），以及維生
素D、鎂與鈣。

出於好奇，我那時想找出該治療對慢性疲勞症候群有效
的證據看看。我有分子免疫遺傳學的博士學位，當時還主持
著一個全國性醫療指引的編寫團隊，致力於明訂出敗血性關
節炎（一種危及性命的細菌性關節感染）的最佳療法，因此
我對這個奠基於系統性回顧科學文獻的實證醫學世界再熟悉
不過了。在研究邁爾斯的輸注液時，我發現儘管有不少慢性
疲勞症候群患者都表示自己有服用維生素補充劑，也相信它
們有效，卻完全沒有任何臨床試驗的證據顯示邁爾斯輸注液
對治療慢性疲勞症候群有效。事實上，那時已經有多篇發表
的系統性回顧得出的結論表示，除非患者經證實有維生素缺
乏的問題，否則維生素對慢性疲勞症候群的療效並沒有優於
安慰劑。實際上，目前也沒有任何針對慢性疲勞症候群的療

法得到批准。[1]能見到患者當然是件好事，但我確信這種療法既無效也並非毫無風險，也就不會提供給他們了。

我從這些早年經驗中得出幾個結論。首先，慢性疲勞這種可能導致失能的疾病卻沒有任何有效治療方式，這無法反映目前醫學研究與實務的全貌。再來，當常規醫學無能為力時，慢性疲勞症候群等失能疾病的患者也不會放棄嘗試改善身體狀況，他們會轉而尋求替代醫學的支持。不幸的是，當他們尋求這類協助時，會受到輕信偏方、資訊未即時更新的人擺布，或是更糟糕的對象——只是想利用他們的脆弱來牟利的人。我遇到過一些患者花了數千英鎊在臭氧療法等偏方治療或VEGA機器（一種1970年代研發出的電針設備，已有眾多研究顯示其沒有治療效果）等偽處方。第三，看來有些私人執業的醫生也參與了這個或許有利可圖的產業，我只能說這十分為人所不齒。我自己並不想走這條路。順帶一提，邁爾斯輸注液現今受到一些名流與富人推崇，因為這能幫他們從宿醉中醒酒、減緩皺紋生長或作為一般提神劑。甚至有公司將邁爾斯雞尾酒作為一種維持免疫系統健康、「重

1　L. Bateman, A. C. Bested, H. F. Bonilla et al. (2021), 'Myalgic Encephalomyelitis/ Chronic Fatigue Syndrome: Essentials of Diagnosis and Management', *Mayo Clinic Proceedings*, 96 (11), pp.2861–78, doi.org/10.1016/j.mayocp.2021.07.004

振精力」和「讓健康煥然一新」的方式進行行銷，每次輸注要花費250英鎊。

我發現有不小比例的慢性疲勞症候群患者從英國國民保健服務體系中得到的協助很少，或甚至根本得不到協助，從而轉往私人診所尋求解方。因此，我想試著做點能幫上忙的事，而且是基於即時更新的最佳實證，而非僅僅只是提供患者基本需求的服務。於是，在2007年英國國家健康與照顧卓越研究院（NICE）發布指南的同時——該指南為慢性疲勞症候群患者推薦的有效療法僅有認知行為治療與漸進式運動——我在倫敦開設了疲勞門診，與跨領域團隊合作，專為有這類需求的人提供治療。

從那時至今，2007年的NICE指南及其支持的療法受到大量批評。在我看來，有些批評理所應當，有些則不是它們所應得（我們將於後文進一步探究各個療法的細節）。修訂版的NICE指南於2021年發布，明確指出所有目前可用的治療方式都無法治癒慢性疲勞，除此之外並沒有提供任何新選擇或替代用的療法取代過去推薦的療法。在慢性疲勞症候群的患者社群中，有些人認為這次修訂是向前邁出的一大步，他們相信這會掀起生物醫學研究的浪潮，不久就能推出有效的新療法。也有人提出質疑，如果無法確保可見的未來內會出現任何有效的新療法，放棄那些雖然僅能幫助部份患者，

但幫不了所有人的方法，真的代表進步嗎？

　　無論如何，對慢性疲勞症候群經驗豐富、充滿善意的醫師還是能幫上患者的忙，患者可以在他們這裡得到信任、感覺自己被理解，並獲得一些可以用於控制疲勞對工作、學業與個人或社交生活影響的實際建議。先不論那些慢性疲勞症候群本身及其治療方式帶來的爭議，我認為能看到人們在患有慢性疲勞的同時也能好好生活，在專業上就非常值得。對於這種有時很難處理的病症，我覺得我從患者那裡學到的事和我希望他們從我試著提供協助的經驗中學到的一樣多。

我們為什麼要寫這本書──貝弗利・諾普斯

　　當傑拉德初次邀我合著本書時，我滿心憂慮。倒不是怕自己寫不出來、無話可說，而是怕引起注目。這是在本領域執業的臨床醫師普遍會有的感受。

　　又過了幾天，我發現這對我來說或許是個好好講述慢性疲勞症候群與相關領域內容、對此做出貢獻的好機會，也能接觸到比工作中親眼所見的患者更廣泛的受眾，還可以將一些經過仔細思量後提出的實用建議提供給社會大眾。

　　我作為ME/CFS的相關症狀的專職治療人員超

過十五年了。這些年來，我為數百人看過診、廣泛閱讀文獻、參加會議與培訓活動、帶領培訓課程、向同業學習──還有最重要的是，向每一位治療過的患者學習。

我所有醫療措施都是基於上述來源中得到的最佳實證。每個療程都獨一無二，制定時不僅會以每位病人的價值觀與目標為基礎，也會考量他們的生活背景。不過，我希望可以從中選出一些讀者能運用在生活中的共同課題，列於本書之中。我試著在文內加入許多患者方的說法：就像我的想法應該傳出去一樣，也應該讓大家聽聽他們的聲音。

如何利用本書

作為醫師兼作者，我們以讀者為中心撰寫本書，在設計內容時也持續將你放在心上。本書並不需要一口氣讀完；你可以隨時翻閱，按自己的節奏讀。你也不需要從頭到尾讀完：如果你覺得有些章節和你無關，不讀也好，也可以略過──舉例來說，如果你離開校園已久，就可以略過那些與教育相關的建議；又或者你如果是自僱人士，就不用讀那些有關職場的建議了。

　　本書的結構出自我們的精心安排，盡可能使其簡單扼要又實用。當然，慢性疲勞症候群對每個人的影響各有不同，從相對輕微到完全無法承受都有，因此我們是以那些受到中度影響的人為主要對象提供實用的建議。

慢性疲勞症候群是什麼？

　　疲勞是一種常見的非特異性症狀，其原因多元，包括身體健康問題、藥物或其他物質的使用，以及焦慮、憂鬱和「倦怠」或工作相關壓力等心理狀況（參閱下表）。

與疲勞相關的醫療狀況

系統	症狀
心臟	心衰竭
呼吸	阻塞型睡眠呼吸中止症、慢性阻塞性肺病
內分泌／代謝	甲狀腺疾病、腎上腺功能不全、慢性腎臟病或肝臟疾病、乳糜瀉
血液	貧血、癌症
風濕免疫	類風濕性關節炎、狼瘡、乾燥症、發炎性肌肉病變
神經	多發性硬化症
藥物	苯二氮卓類藥物、抗憂鬱藥、β 受體阻斷藥、鴉片製劑、加巴噴丁、普瑞巴林
物質使用	酒精、鴉片製劑、古柯鹼（可卡因）、大麻
心理	焦慮、憂鬱、倦怠

　　「疲勞」這個詞的意思依使用它的人而異。它可以表示由於一種主觀的虛弱感或維持活動的能力下降而難以開始活動的狀態；而某些人則用這個詞指代精神疲勞——注意力不集中或記憶力減退。通常這些症狀通常會同時存在，初級醫療門診中有多達三分之一的狀況都是長期感到疲倦。[2]通常疲勞若非短暫發生，就是不影響正常生活，但如果沒有明確因素就發生長達數月的疲倦，也會干擾到日常活動的話，就得考慮慢性疲勞症候群的可能性了。

　　目前有幾種常用的肌痛性腦脊髓炎／慢性疲勞症候群定義，ME、CFS、ME/CFS或CFS/ME這些術語在運用上常常互相抽換。醫生們通常不喜歡用「肌痛性腦脊髓炎」（ME）這個術語——字面意思是「帶有肌肉疼痛的腦部發炎」——因為在這種病症中其實大多都沒有大腦或肌肉發炎的證據（詳情請參見第23頁）。慢性疲勞症候群的特徵是持續性的失能性疲勞，可能突然發生或逐漸浮現，伴隨疲勞的睡眠、認知問題（如記憶、思考和注意力不佳）、肌肉與關節疼痛、頭痛以及淋巴結觸痛但無腫大，持續時間超過數月。

2　M. van't Leven, G. A. Zielhuis, J. W. van der Meer et al. (2010), 'Fatigue and chronic fatigue syndrome-like complaints in the general population', *European Journal of Public Health*, 20 (3), pp.251–7, doi.org/10.1093/eurpub/ckp113

該疾病的特點是一般稱為勞動後倦怠（Post-exertional malaise，簡寫為PEM）的症狀，該症狀對於診斷以及區分出慢性疲勞症候群與其他常見疲勞十分重要。勞動後倦怠表示在精神或體力消耗後會有一連串症狀會加劇（例如疲勞、頭痛、肌肉痠痛、失眠或思考障礙），並持續二十四小時或以上。正是這種症狀使慢性疲勞症候群患者往往每天都只有幾個小時可以進行有效活動，其餘時間都需要休息。

世界衛生組織將慢性疲勞症候群歸類在神經性疾病中——儘管大多數神經學家並不同意此觀點。[3]不論分在哪一類，慢性疲勞症候群都可能引起嚴重且長期的疾病與失能，對患者和照顧者都會產生重大影響。對於病因、診斷與最佳處置方式存在許多不確定性，而這只會加劇其影響。

ME/CFS 很普遍嗎？

英國醫學研究委員會（The Medical Research Council）估計全英國有25萬人受慢性疲勞症候群影響，也就是說大

3　W. Wojcik, D. Armstrong and R. Kanaan (2011), 'Chronic fatigue syndrome: Labels, meanings and consequences', *Journal of Psychosomatic Research*, 70 (6), pp.500–4, doi.org/10.1016/ j.jpsychores.2011.02.002

約每一千人中就有三人。美國則估計多達250萬人受到影響，年齡一般為青少年到中年之間，不分種族和社會經濟背景。[4]女性中的發病率是男性的三倍[5]，原因尚不清楚，但類風濕性關節炎、全身性紅斑狼瘡和多發性硬化症等疾病也有類似的比例。慢性疲勞症候群的影響一般從青春期開始直到五十歲左右。[6]

ME/CFS 的定義為何？

有幾種常用的定義，但沒有任何一種得到全體一致的接受。與大多數疾病分類標準一樣，制定標準的科學家們主要關注的目標是嚴格定義一個統一的患者群體以進行研究，而不是建立一套臨床問診工具。將這些標準應用在那些實際接

---

4 Committee on the Diagnostic Criteria for Myalgic Encephalomyelitis/Chronic Fatigue Syndrome et al. (2015), 'Beyond Myalgic Encephalomyelitis/Chronic Fatigue Syndrome: Redefining an Illness', *National Academies*, doi. org/10.17226/ 19012

5 S. Wessely (1995), 'The epidemiology of chronic fatigue syndrome', *Epidemiologic Reviews*, 17 (1), pp.139–51, doi.org/10.1093/oxfordjournals. epirev.a036170

6 L. A. Jason et al. (1999), 'A community-based study of chronic fatigue syndrome', *Archives of Internal Medicine*, 159 (18), pp.2129–37, doi. org/10.1001/archinte.159.18.2129

受醫師常規照護的病人，而非研究參與者時，心態多少要帶有一些實用主義。因此，我們比較支持NICE在2021年指南中運用的實用定義。[7]他們建議臨床執業醫師在患者出現疲勞且帶有以下所有特徵時，應考慮下ME/CFS的診斷：

- **使人衰弱的疲勞感**，通常會於活動後加重，休息也無法顯著緩解，且不是因為過度進行認知、身體、情感或社交活動所引起。

- **勞動後倦怠（PEM）**，其倦怠加重的現象往往在數小時或數天後才出現，且與活動程度不成比例，需要較長時間才能恢復，可能持續數小時、數天、數週甚至更長時間。

- **無恢復性睡眠或睡眠障礙**（或兩者皆有），症狀可能包括感到筋疲力竭、醒來時感覺像得了流感且全身僵硬、睡眠時常中斷或淺眠、睡眠形式改變或白天過度嗜睡。

- **認知困難**（有時會被形容為「腦霧」），可能包括說不出單詞或數字、口語表達困難、反應遲緩、短期記

7　National Institute for Health and Care Excellence/NICE (2007), 'Chronic fatigue syndrome/myalgic encephalomyelitis (or encephalopathy): Diagnosis and management', www.nice.org.uk/guidance/cg53

憶障礙，以及難以集中注意力或難以同時處理多項任務。

NICE建議在排除其他可能的診斷後，當病人在職場、學習、社交或個人活動的能力較症狀出現前明顯降低，且症狀在成人身上持續至少六週或在兒童或青少年身上持續至少四週時，應考慮診斷為慢性疲勞症候群。

可替代使用的標準

還有許多診斷和分類標準可供選擇，包括1994年美國疾病管制與預防中心制定的「福田準則」（Fukuda Criteria）和2003年的加拿大共識準則（其中凸顯勞動後倦怠作為慢性疲勞的特徵），以及2010年加拿大共識準則、2011年國際共識標準以及2015年美國國家醫學院準則。1991年的牛津準則基本上已經無人使用，因為該準則不包括勞動後倦怠，學界擔心該標準會將患有非特異性疲勞或因焦慮和憂鬱導致疲勞的病人一併納入，可能會高估心理治療對慢性疲勞症候群的療效。對各種準則進行全盤考量已經超出本書範疇，但如果有人想要了解更多資訊，梅奧醫學教育與研究基

金會有一篇論文對此進行徹底探討。[8]

輕度、中度和重度 ME/CFS：
有何區別？

在日復一日的實際診療中，我們遇到的常見問題之一就是病情變化很大，有些人或多或少還能過上正常生活，但有些就只能待在家中或臥床不起。這表示有些 ME/CFS 症狀較輕的患者要麼不是不相信自己的診斷結果正確，就是難以被其他人相信，因為大家都只知道影響最嚴重的群體。這就要再提 2021 年 NICE 指南了，這份指南有助於改善這點，因為其中對嚴重程度進行了分級：

- **輕度 ME/CFS**：輕度慢性疲勞症候群的患者可以活動，能夠照顧自己或做一些簡單的家務（有時需要他人協助），但也可能行動不便。多數人都仍在工作或就學，但他們可能已經為此停掉了所有休閒與社交活動。他們經常減少工時、請假休息並利用週末處理一

---

8   Bateman et al. (2021), 'Myalgic Encephalomyelitis/Chronic Fatigue Syndrome: Essentials of Diagnosis and Management', doi.org/10.1016/j.mayocp.2021.07.004

星期中剩餘下來的事務。

- **中度 ME/CFS**：中度慢性疲勞症候群的患者行動不便，儘管症狀程度和活動能力可能有高峰和低谷的波動，但所有日常生活活動都受限。他們通常已經停止工作或學習，也需要一段休息時間，通常會在下午休息一、兩個小時。此外，他們晚上的睡眠品質通常很差且易受干擾。

- **重度 ME/CFS**：重度慢性疲勞症候群患者無法自己進行任何活動，或只能進行最低限度的日常活動（如刷牙洗臉）。他們有嚴重的認知障礙，且需要依賴輪椅行動。他們通常無法離家，或在出門後會發生嚴重且長期的後遺症。他們也可能大多時間都在床上度過，且通常對光線和噪音極為敏感。

- **極重度 ME/CFS**：極重度慢性疲勞症候群患者全天臥床且依賴他人護理。他們需要維持個人衛生與飲食方面的協助，也對感官刺激高度敏感。有些人可能無法吞嚥，進而需要管灌餵食。

上述這些落差極大的症狀和嚴重程度或許多少能解釋為什麼患上慢性疲勞症候群會如此令人痛苦。醫學界目前仍然無法解釋為什麼人會出現這些症狀，也還沒有十分有效的療

法可用。雖然許多慢性疲勞症候群患者在有症狀的同時還是能過上十分正常的生活，但也有不在少數──根據我們的經驗，或許多達四分之一的患者──症狀嚴重的他們只能待在家甚至臥床不起。在最糟的狀況下，患者甚至無法自己進食或如廁。

還有一點令人憂慮，研究顯示慢性疲勞症候群患者的自殺率遠高於全國平均值。2016年時曾對英格蘭和威爾斯2000名診斷為慢性疲勞症候群的患者進行醫療紀錄分析，[9] 該份分析發現慢性疲勞症候群患者的自殺死亡率是一般大眾的六倍。在美國最近也有一篇文獻綜述發現，相較於全國曾考慮過自殺的平均比例4％，中度至重度慢性疲勞症候群的患者考慮自殺的比例高達40至60％。[10]

罹患慢性疲勞症候群後所面臨的挑戰還有一個重要面向，就是許多患者都面臨著來自社會中廣泛群眾──有時甚

---

9 E. Roberts et al. (2016), 'Mortality of people with chronic fatigue syndrome: A retrospective cohort study in England and Wales from the South London and Maudsley NHS Foundation Trust Biomedical Research Centre (SLaMBRC) Clinical Record Interactive Search (CRIS) Register', *The Lancet*, 387 (10028), pp.1638–43, doi.org/10.1016/ S0140-6736(15)01223-4

10 L. Chu et al. (2021), 'Identifying and managing suicidality in myalgic encephalomyelitis/chronic fatigue syndrome', *Healthcare*, 9 (6), doi.org/10.3390/ healthcare9060629

至來自醫界──的偏見與懷疑。他們可能會受那些不了解疾病的人羞辱或污名，可能也會因此失去對醫療或其他照護資源的信任。根據我們的經驗，要得到前來診療的患者信任，承認他與慢性疲勞症候群共存的現實非常重要，建立支持與同理的關係也需要時間。可嘆的是，我們也並不是每次都能成功。

作為專業人士，我們留意到私人醫療服務的價格高昂，也並非人人可得。就算人人可得，英國的公立保健服務體系和私人醫療所提供的相關專業服務也零零散散，這也是世界各地不少慢性疲勞症候群患者的共同經歷。這就是為什麼我們希望藉由本書提供合理且基於實證的資訊，滿足那些近期罹患慢性疲勞症候群的患者的需求。你可以在其中找到平易近人的資訊，諸如疾病性質、病程可能隨著時間如何進展，以及有助於改善健康的可行作法等。我們還針對就醫時該提出的關鍵問題提供了一些實用建議，讓你可以向為你治療的醫事人員諮詢，以及如何處理就學時的出席率問題、就業問題──包括重返工作崗位等，甚至是在症狀嚴重且治療無明顯成效時該如何得到經濟支持。

慢性疲勞症候群對每個人的影響都不同，並沒有放諸四海而皆準的作法，但我們兩人都明白傾聽患者們的故事有其價值，因此本書也包含了大家與慢性疲勞症候群共存所分享

的第一手資料。無論是你或你的親朋好友最近罹患了慢性疲勞症候群，我們都希望本書能為你提供資訊與急需的支持，並賦予你力量。

名字中的蹊蹺：「肌痛性腦脊髓炎」的複雜歷史

「肌痛性腦脊髓炎」（ME）一詞於1955年由冰島醫生比約恩・西於爾茲松（Björn Sigurdsson）首創。他注意到1955年倫敦皇家慈善醫院（Royal Free Hospital）兩次發生在職員間的疫情與1949年冰島阿克雷里（Akureyi）的疫情存在相似之處後，建議將這種病症命名為「良性肌痛性腦脊髓炎」。

這兩方疫情的患者都有肌肉疼痛、眩暈和低燒等症狀。然而，西於爾茲松還注意到兩邊患者的腦脊髓液（這是一種在大腦和脊髓中發現的透明無色液體，有助於防止突然的撞擊或傷害，並協助中樞神經系統正常運作）異常有些相似之處。具體來說，他發現在八個病例中就有四位的腦脊髓液白血球計數及蛋白質水平略有提升。

西於爾茲松描述了大腦和脊髓受損的症狀和徵象，以及持續性的肌肉疼痛，這些描述進而讓他創造出這個詞，意思是與中樞神經系統發炎〔腦脊髓

炎（myalgia）〕相關的肌肉疼痛〔肌痛（encephalomyelitis）〕。

快轉到六十年後，「ME」成為許多患者協會的首選術語，他們若非認為「慢性疲勞症候群」低估了他們陳述症狀的嚴重性，就是認為這有可能將非特異性的疲勞或由於心理問題導致的疲勞納入ME/CFS診斷，就可能因此低估了ME患者的疾病嚴重程度。

然而，對於許多醫生來說，ME一詞有其問題。傳統上，任何組織（含大腦）的炎症都是經由對該組織進行顯微鏡檢查確認。

顯然要在腦組織取樣十分危險，而且侵入性極強，所以除了診斷腦腫瘤外很少人這麼做。因此，我們多年來一直都有賴於對慢性疲勞症候群患者進行的屍體檢驗。有些驗屍研究已經發表了，其中也發現了各種異常情況，包括一些在脊髓背根神經節（這是一組協助傳遞痛覺與觸覺感覺訊號的細胞群）中的發炎現象，以及一些大腦發生的退化性變化。其中無人具有發炎性腦病變的典型徵象。許多ME協會鼓勵成員報名參加屍檢的腦部研究，但這些研究其實不太好安排，而且在我們看來，這種作法不太可能在理解病症上取得重大突破。

　　另一種釐清腦部是否發炎的方法是通過現代的影像技術。其中包括使用正子斷層造影（positron emission tomography，簡寫為PET）掃描，這能建立一套3D影像，其中與正電子發射同位素結合的物質會被引入體內，使放射科醫師能即時辨識當時大腦內哪些區域會受刺激活化；也可以使用磁振頻譜（magnetic resonance spectroscopy，簡寫為MRS）找出腦內的生化性變化。

　　2014年，日本科學家透過正子斷層造影掃描發表了慢性疲勞症候群患者的神經發炎報告。[11]他們發現慢性疲勞症候群患者中腦的PET訊號有所增加。然而，這項研究還沒有得到重複性驗證，而且還存在一些複雜的方法學問題，這都表示這些發現的效度尚未確立，也尚未得到學界普遍接受。

　　有人認為磁振頻譜在檢測發炎方面是更加可靠的方法。目前已有幾項運用磁振頻譜對慢性疲勞症候群患者的大腦進行的研究，部分研究顯示出患者腦內的乳酸濃度升高了。然而，這些研究發現的乳

---

11 Y. Nakatomi et al. (2014), 'Neuroinflammation in Patients with Chronic Fatigue Syndrome/Myalgic Encephalomyelitis: An[11]C-(R)-PK11195 PET Study', *Journal of Nuclear Medicine*, 55 (6), pp.945–50, doi.org/10.2967/jnumed.113.131045

酸增加區域皆不相同,這再次引起學界對其測量準確性與研究效度的疑慮。

一般認為這些研究結果的差異反映出了實驗設計、診斷標準、受試者群體、對照組、檢查的大腦區域和目標代謝產物的大幅差異與多樣性。

最近有一組哈佛醫學院神經治療學領域的學者對慢性疲勞症候群患者的神經影像學資料進行了回顧審查。[12]他們推測,ME/CFS領域的研究一直處於一種相對保守的立場,著重於透過找出患者與對照組之間存在顯著的生物學差異,來證明「這是個真實存在的疾病」。我們認為這導致描述性研究中提及的細節過多,卻不夠重視那些導致症狀發展的潛在機制。

這些學者也持續建議學界把更多心力放在研究方法上,除了注意患者和對照組之間是否存在差異外,也應該要著眼於得出的顯著結果是否能讓我們更了解疾病機轉。

---

12 M. B. VanElzakker et al. (2019), 'Neuroinflammation and Cytokines in Myalgic Encephalomyelitis/Chronic Fatigue Syndrome (ME/CFS): A Critical Review of Research Methods', *Frontiers in Neurology*, 9 (1033), doi.org/10.3389/fneur.2018.01033

　　該團隊主張（而我們也同意）ME/CFS與神經發炎的關係是個尚未解決的基本問題，需要以多面向的研究角度解決。同時也必須考量到ME/CFS所引起的生活方式改變，這也能合理解釋一些研究結果（例如久坐不動的生活方式或飲食習慣改變）。

　　在我們看來，儘管名稱如此描述，但目前對於是否實際存在一種我們稱之為ME/CFS病症的發炎性腦部疾病，其實尚未有定論。目前我們認為ME/CFS的神經發炎是個有趣的假設：就這樣，沒有更確信，也不會完全否認。

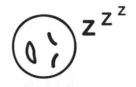

第 1 章

典型的肌痛性腦脊髓炎／慢性疲勞症候群（ME/CFS）

　　任何人在一生中的任何時候都可能罹患慢性疲勞症候群，但發病最主要的年齡落於十幾歲至五十歲之間。與社會階層或職業關聯不大，但相較於女性，對男性的影響較小。儘管有各種推測病因陸續提出，如病毒感染、自體免疫、神經系統疾病和心理困擾等，但其實際原因仍然不明。多數在本領域執業的醫師都會意識到慢性疲勞症候群或許並非單一病症，而是一連串可能由各種不同導因或病程引發的症狀。雖然任何身體狀況都可能受慢性疲勞症候群影響，但出現符合該病症標準的症狀的患者，他們的身體狀態仍有不少共同之處。

　　在本章中，我們將探討慢性疲勞症候群的前置因子（即遺傳等會使人處於罹病風險的因素）以及誘發因子（例如特定事件或觸發因素）。

前置因子

雖然無人能倖免於罹患慢性疲勞症候群的風險，但許多出現疲勞症狀且這些症狀持續達到慢性疲勞症候群標準的人都具有一些共同因子。慢性疲勞症候群與其他許多目前未釐清或難以解釋的病症相關，包括纖維肌痛（參見第64頁）、大腸激躁症、慢性頭痛、慢性骨盆疼痛與關節過動症候群等。一般認為有任一項上述病症診斷病史的人更容易罹患慢性疲勞症候群（我們將在下一章中詳述這點）。

擁有焦慮症家族病史與罹病風險增加三倍有關。[1]這方面很可能涉及遺傳因子，在家庭成員中有慢性疲勞症候群患者時，其他成員的罹病率較高，雙胞胎尤其如此。[2]

壓力則同時作為前置因子與疑似誘發因子。[3]有項在瑞典進行的研究於二十五年期間對41,000對雙胞胎進行檢查，結果顯示在將遺傳因素納入考量後，自述有壓力與罹患疑似

1　E. M. Lacerda et al. (2019), 'A logistic regression analysis of risk factors in ME/CFS pathogenesis', *BMC Neurology*, 19 (1), doi.org/10.1186/s12883-019-1468-2

2　F. Albright, K. Light, A. Light et al. (2011), 'Evidence for a heritable predisposition to chronic fatigue syndrome', *BMC Neurology*, 11 (62), doi.org/10.1186/1471-2377-11-62

3　K. Kato et al. (2006), 'Premorbid predictors of chronic fatigue', *Archives of General Psychiatry*, 63 (11), pp.1267–72, doi.org/10.1001/archpsyc.63.11.1267

慢性疲勞症候群疾病風險的相關性增加近六倍。[4]

　　雖然慢性疲勞症候群的觸發事件通常是病毒感染，例如感冒或流感，但人類與這些病毒共存了數千年，多數成年人每年至少都會經歷兩次病毒性上呼吸道感染而未從感染發展成慢性疲勞症候群症狀，就算是那些後來罹病的人也是如此。因此，為了弄清楚為什麼出現慢性疲勞症候群症狀的人是在今年──而非去年或五年前在病毒感染後罹病，我們探討了一些發病前數月或許會導致脆弱性上升的壓力源。

常見的壓力源

　　通常我們在患者經驗中看到的壓力源是學業考試、重大生活事件（如親人生病或死亡、搬家或裝潢等）、失能家庭以及高壓的工作環境。於是我們所見的慢性疲勞症候群患者自然也多為青少年和青年（可能與學業考試相關），他們多數在大學或升學考試前數個月持續經受壓力。事實上我們見過許多罹患慢性疲勞症候群的大學新鮮人，可能是由於連續經歷多次壓力不小的生活事件（如搬家、初次與父母分離、

4　同本章註 3

新的學術環境與多次考試）以及反復接觸同學──學生們可是人類皰疹病毒第四型（Epstein-Barr virus，簡稱 EB 病毒，這種病毒會導致淋巴腺熱）等病原體的完美滋生地。最近有項針對 4500 名美國大學生的研究發現，其中 238 人（略高於 5%）感染了淋巴腺熱。該研究的作者發現，有 55 名（佔 23%）罹患淋巴腺熱的學生在六個月後持續符合慢性疲勞症候群的標準。[5]

　　持續性壓力增加慢性疲勞症候群罹患率的確切機制尚未釐清。不過，眾所周知的是壓力會影響人體調節荷爾蒙和腎上腺素濃度的系統，用以應對體內的挑戰（如感染和受傷）或外界環境的挑戰（戰或逃反應），而這個系統十分精密及脆弱。

　　身體的壓力反應系統涉及腦內兩處：下視丘，位於大腦底部附近的一小片區域；以及腦下垂體，一個豌豆大的小腺體。這個系統還與腹內腎臟上方的腎上腺有關。上述三者統稱為下視丘－腦下垂體－腎上腺軸（簡寫為 HPA 軸）。

5　J. A. Leonard et al. (2021), 'Risks for developing myalgic encephalomyelitis/ chronic fatigue syndrome in college students following infectious mononucleosis: A prospective cohort study', *Clinical Infectious Diseases: An Official Publication of the Infectious Diseases Society of America*, 73 (11), e3740– e3746, doi.org/10.1093/cid/ciaa1886

　　壓力會刺激下視丘釋放一種稱為促腎上腺皮質激素釋放激素（corticotropin-releasing hormone，簡寫為CRH）的荷爾蒙，進而刺激腦下垂體釋放另一種稱為促腎上腺皮質激素（adrenocorticotropic hormone，簡寫為 ACTH）的荷爾蒙。該荷爾蒙會透過血液傳播到腎上腺皮質（腺體的外側），該處會在數小時內釋放皮質醇。與此同時，下視丘可以直接且立即性地刺激腎上腺的內側（髓質）並透過自律神經系統釋放腎上腺素——自律神經系統是一種細胞網絡，能在我們沒有意識到的情況下調節並協助許多不同的體內運作。

　　在需要戰鬥或逃離危險等壓力極大的情況下，這些改變對人有益。然而，持續性的壓力就會對免疫系統產生許多不利影響。ACTH和皮質醇會抑制免疫系統並阻止各種保護性反應。[6]因此，皮質醇濃度升高的影響之一就是免疫系統反應降低，一般認為這是一種可以解釋持續或慢性壓力下增加感染可能性，或是使感染導致比平時更嚴重後果的機制。下圖可以作為這些複雜交互作用的總結概述。

6　M. Maes, E. Bosmans, E. Suy et al. (1991), 'A further exploration of the relationships between immune parameters and the HPA-axis activity in depressed patients', *Psychological Medicine*, 21 (2), pp.313–20, doi.org/10.1017/s0033291700020419

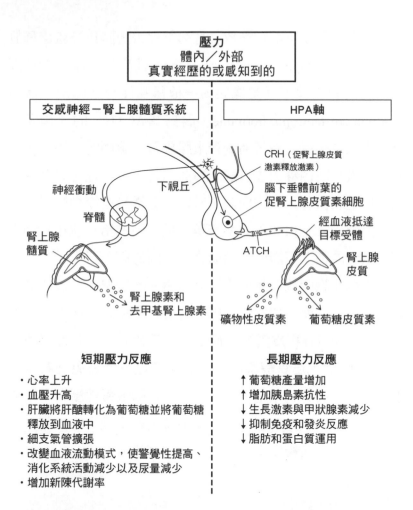

壓力反應系統：壓力訊號會影響大腦中的下視丘，下視丘會透過神經系統刺激腎上腺髓質，使其立刻釋放腎上腺素及去甲基腎上腺素（戰或逃反應）。
之後，下視丘也會在HPA軸內釋放荷爾蒙，刺激腎上腺皮質釋放壓力荷爾蒙皮質醇及其他荷爾蒙。

壓力反應系統

觸發因素

多數人（但不是所有人）會提供疑似觸發他們慢性疲勞症候群的近期感染史，尤其是其中有些感染已知會導致持續性的感染後健康問題。其中包含引發淋巴腺熱的人類皰疹病毒第四型；感冒與流感、肺炎黴漿菌與導致 Q 熱的貝氏考克斯菌等細菌感染；導致萊姆病的伯氏疏螺旋體；以及蘭氏賈第鞭毛蟲等腸道寄生蟲，這會導致嚴重的腹瀉和腹痛。自 2020 年以來，我們當然也看見許多人在感染新型冠狀病毒（COVID-19）後提到持續性的疲勞與其他症狀，但長新冠症狀（Long COVID）或 COVID-19 急性感染後症候群（post-COVID-19 syndrome）的主題都在不在本書此次討論範疇內。

有些人則沒有明顯的觸發因素——不論是感染病原體或其他原因——這些病症就這樣在無明顯病因的狀況下出現。這使得患者與為其治療的醫師都更難理解與解釋病情，但應對的原則還是大致相同。

為了讓你了解各種觸發因素，以下是幾位在過去幾年轉介到我們這裡的慢性疲勞症候群患者匿名案例。

史蒂芬，33歲

史蒂芬於倫敦金融城從事金融工作，當時享受了一次休假。他的足跡遍及幾大洲，行程里程有5600公里（3500英里）之遠，還是一名參加過幾次半程馬拉松比賽的健身愛好者。

當史蒂芬重返工作崗位時，他急切地想要對於雇主准他休假這件事給予回報。儘管他因此把工時拉得很長，也還是持續在健身房裡進行劇烈運動。在回來工作兩個月之後，他開始注意到自己運動時心跳加速的現象在他停止運動後持續得有點太久了。雖然覺得有點怪，但他也不太擔心。

接著，在某天騎完160公里（100英里）的自行車後，他開始在睡醒時感到胸痛和疲憊。他去看醫生、做過各種檢查，檢驗結果都顯示正常，最後被診斷為病毒性胸腔感染與病毒後疲勞（post-viral fatigue）。醫師建議史蒂芬停下劇烈運動，但不幸的是，當他四個月後開始進行溫和運動，卻出現了達到慢性疲勞症候群標準的勞動後倦怠。

他十分不適，不得不請幾天假。他試著回到健身房，但就算只在那裡運動三十分鐘也會導致他的疲勞嚴重惡化五天。他更加頻繁地解尿，也更急迫，還會感到自己發熱——儘管他每次量測時體溫都在正常值。

　　血液與心臟科的各種檢測結果全都顯示正常。他設法調整成在奇數天休息並繼續工作，但從此無法鍛鍊或參與社交活動。面對這種情況，他開始情緒低落並不是件怪事，他也持續尋求能幫他了解自身症狀並制定康復計畫的助力。在撰寫本文時，史蒂芬仍在接受他人支持，以協助他找到更合適的工作與生活平衡，措施中包含暫時減少工時以及有效控制症狀。

尼什，32 歲

　　特許公認會計師尼什承受了一次十分沉重的工作壓力，導致他開始焦慮和憂鬱。他不得不因此請假一段時間，醫生開了一套療程的抗憂鬱藥給他，這也有效改善了他的症狀。

　　於是尼什重返工作崗位，但隔年他又得到淋巴腺熱。他的病毒後症候群長達數月之久，儘管他能還繼續工作，但他要工作就只能終止所有社交活動和體能訓練（這對於過去每週騎六天自行車還會上健身房的人來說實在很艱難）。他幾乎把所有的時間都花在工作或睡覺上了。

　　他設法維持這種模式了四年，然後才決定用點時間專注於自己的健康。他當了一些志工，也到處旅行。在非洲徒步旅行時，疲勞和不適使他嚴重受挫，因為這都已經是開始到疲勞專科就診後的第三年了，卻還沒恢復。

　　事實上，尼什的病情還在逐漸惡化。起初，他無法打理好自己的公寓，於是搬回家與父母同住。接著他就開始做不了飯，最後甚至無法在父母的花園裡走動。他臥床不起，還因為進食對他來說太累而開始體重減輕。他變得愈來愈孤僻、行動遲緩與憂鬱，每天都會浮現自殺的念頭。於是他還自願在精神病房住院幾天。

　　他出院後就一直待在父母家客廳的病床上。睡眠品質很差，也完全無法從中恢復體力。一天下來，他幾乎二十四小時都在躺平，而且最多只能閱讀四分鐘。他醒著的時候若非休息就是聽podcast。我們將在第三章（參見第97頁）中更詳盡地再次審視尼什的案例。

凱蒂，19歲

　　大學生凱蒂因長期疲勞前來就診。這些症狀從十一歲就開始了，當時大家都認為她感染了淋巴腺熱，而她則不

得不因為疲勞請大量的假。包括抗體測試和腸道（十二指腸）切片檢查在內的檢測都顯示她還患有乳糜瀉，而這也已知是導致疲勞的原因之一。於是她將麩質從飲食中排除，再次切片檢查也顯示她的腸黏膜已經恢復正常。

　　然而不幸的是，這還是沒有解決她的疲勞問題。不過，她還是設法完成學業，也考出了不錯的成績，考上了大學。

　　除了明顯的疲勞之外，凱蒂還表示她喉嚨痛、頭痛以及關節和肌肉酸痛。她也患有關節過動症候群（關節靈活到會讓人感到疼痛的程度）。她每晚睡十個小時，白天再睡三個小時。由於疲勞，凱蒂無法鍛鍊體能，每當她嘗試運動，就得承受好幾天的勞動後倦怠。

　　她每天步行十分鐘就能到大學，但因為疲勞的緣故，大學第一年她就請了六週的假。

　　她的情緒也因此受到負面影響，又擔心自己的未來，有時便會流淚而心煩。她接受了幾次諮詢與談話治療療程，但成效甚微。在治療師的支持與協助下，凱蒂開始明白，雖然急性感染期間休息是合適的舉措，但長遠來看，每二十四小時就睡了十三個小時的過長睡眠會導致睡眠品質低落且無法恢復體力。於是她艱難地嘗試在數週內將睡眠時間減少至八小時。雖然疲勞症狀並未消失，但她在這之後得以完成學位，也成功就業了。

慢性疲勞症候群的
常見徵象和症狀有哪些？

　　要診斷為慢性疲勞症候群，當時身體和精神所出現的疲勞症狀都要持續數週以上，且足以導致日常活動量大幅下降。這些活動量可以含體育鍛鍊、社交活動、工作或學習，或其中任幾項的組合。診斷條件也包含有勞動後倦怠的病史，這種現象通常會發生在從事完不習慣的身體、精神或社交活動後二十四小時或更長時間後。除了疲勞，慢性疲勞症候群患者的其他常見和明顯症狀包括：

- 無發炎的**慢性肌肉骨骼疼痛**
- 對光與聲音敏感導致的**頭痛**
- **認知功能不全**，如注意力、思考、記憶和找適當詞彙表達等方面的問題（這些特徵通常被稱為「腦霧」，儘管這是個不含任何精確醫學含義的通俗用語）。
- **睡眠習慣改變**，這在慢性疲勞症候群中幾乎普遍存在的，可能包括失眠或完全相反的嗜睡症──每天睡眠時間長達二十小時。
- **姿位性耐受不全**，許多人──尤其是那些患有嚴重慢性疲勞症候群且大多時間都臥床不起的人──會說自

己站立時頭暈、頭重腳輕、站不穩、噁心或眩暈，害
怕跌倒，甚至暈倒；這些症狀躺下就能緩解。

- **焦慮或憂鬱**，就像其他任何長期身體不適一樣，大約
  40%的慢性疲勞症候群患者患有憂鬱或焦慮並不是件
  稀奇事。[7][8]雖然多數慢性疲勞症候群患者確實沒有精
  神疾病，但對慢性疲勞症候群患者進行焦慮和憂鬱篩
  檢還是很重要，因為如果他們患有這些疾病，病況會
  變得更糟，但相對容易治療。

進行調查以作出診斷

可能導致疲勞的疾病實在太多了，所以也很難知道何時
停止調查這些事最恰當。許多被診斷出或疑似患有慢性疲勞
症候群的人，在得知他們的檢查結果全部正常或陰性時，反
而會感到沮喪，也會希望進行更多檢查，好發現一些隱藏或

7　A. L. Komaroff and D. S. Buchwald (1998), ‘Chronic fatigue syndrome: An update’, *Annual Review of Medicine*, 49, pp.1–13, doi.org/10.1146/annurev.med.49.1.1

8　J. Daniels et al. (2017), ‘Anxiety and depression in chronic fatigue syndrome/ myalgic encephalomyelitis (CFS/ME): Examining the incidence of health anxiety in CFS/ME’, *Psychology and Psychotherapy*, 90 (3), pp.502–9, doi.org/10.1111/ papt.12118

捉摸不清的情況。醫生的作用則是協助患者在過度追查與錯過可能逆轉疲勞問題的潛在可治療病症之間，找到一條合理而明智的道路。

我（傑拉德）發現患者經常想要進行大量檢驗，但這件事需要有一定的平衡。當結果呈陰性時，醫生會感到安心，患者卻往往相反。當送回來的結果顯示異常時，患者通常會將其視為疲勞的原因，而不顧兩者間的關聯性在生物學上是否合理。大多數血液測試在正常值的設計上就已經涵蓋95％的健康人口數值。這表示即便是健康的人也有5％（即二十分之一）的檢測結果顯示不正常。當一個人要求進行的測試愈多，就會發現愈多超出正常範圍的結果，即使是非常健康的人也會如此。但這些異常結果——即使與疲勞症狀無關——本身也會成為另一個受到關注的問題，進而促使病人再做更多檢測以評估異常情況。

在疲勞門診中經常會看到患者諮詢過多位醫師，也進行過數十次甚至數百次血液檢查和掃描檢查，而且早已取得無數份相互矛盾的診斷。這些診斷會讓每個人都感到困惑，但最困惑的就是患者本人。同時，正如我們在引言中所見，有些病症幾乎無法與慢性疲勞症候群作出區分，但相對容易診斷與治療，因此調查到一定的程度以排除這些情況還是有其重要性。

會使用什麼樣的措施進行診斷？

可惜，目前尚無針對慢性疲勞症候群的有效檢測。診斷依然是基於個人病史、臨床上的發現並排除其他疲勞原因，例如貧血、腎臟或肝臟衰竭、血鈣或血糖的生化濃度異常、發炎反應（包括發炎性肌肉病變）、甲狀腺功能低下或亢進以及乳糜瀉。我們遵循 2021 年 NICE 指南的建議，其中明確定出了需要做某些測試而非其他測試的實證基礎。這些指南中推薦的測試包括：

- **血液檢查：**
  - 全血細胞計數
  - 腎功能
  - 肝功能
  - 鈣與磷酸鹽
  - 糖化血色素（糖尿病測試）
  - 鐵蛋白（缺鐵質測試）
  - 發炎反應量測：ESR（紅血球沉降速率）或血漿黏稠度以及 CRP（C 反應蛋白）
  - 肌酸激酶（一種肌肉酶）
  - 甲狀腺功能
  - 乳糜瀉血清學檢查

- **尿液分析**：為了排除任何血液檢查中無法顯示出來的腎臟發炎等隱藏問題。應採集尿液樣本，並進行試紙測試以檢查其中蛋白質或血的含量。

該指南建議，醫師應運用臨床判斷決定是否需要進行額外檢查，如維生素D、維生素B_{12}與葉酸的檢測、感染的血清學測試或是在上午九點進行皮質醇測試以判斷腎上腺功能低下。

紅旗警示

有時我們會看到有疲勞的人具有其他徵象和症狀，這些徵象和症狀並不符合典型的慢性疲勞症候群，所以有時被稱為「紅旗」。如果患者身上出現這些特徵，則需要進行更廣泛的調查。例如，僅在身體一側出現神經系統症狀或徵象的患者可能患有腦部疾病，需要做腦部影像檢查，儘管這種症狀也常見於功能性神經症狀障礙，並與慢性疲勞症候群相關，而非結構性腦損傷所引起。又或者，雖然肌肉和關節疼痛在慢性疲勞症候群中很常見，但如果檢查時除此之外還發現關節腫脹、皮疹、脫髮和口腔潰瘍等跡象，則需要先排除發炎性風濕病或結締組織疾病。如果是老年人且有心臟或肺部疾病的症

狀或徵象，如勞作發動型胸痛（exertional chest pain）或呼吸困難，亦需要進一步調查。

　　超重的男性可能患有阻塞型睡眠呼吸中止症，這是一種喉嚨壁在睡眠期間鬆弛並變得狹窄的疾病，會影響他們的呼吸。這不僅會影響晚上能不能睡個好覺，還會增加罹患高血壓、第二型糖尿病、心臟病與中風的風險。

　　疼痛的淋巴腺在慢性疲勞症候群中也很常見，但如果醫生發現淋巴腺明顯腫脹到超過上呼吸道感染時普遍腫大的程度，則需要另外進行檢查。顯著且無意識的體重減輕也是需要進一步了解原因的徵象。

非常規檢查

2007年的NICE指南還強調了一些並不推薦的檢測，因為其辨別病症的效力很差。這些檢測包括：

- **傾斜床測試：**這是一種對於不明原因昏厥或頭暈進行原因評估的測試。病人平躺在一張電動床上，床上有腳踏板和繫帶保護病人安全；然後將床傾斜到接近垂直的位置，同時監測心率和血壓。儘管一些ME/CFS

患者在站立時出現頭暈的狀況，與姿勢性低血壓（站立時出現血壓低狀況）一致，但傾斜台測試並未表現出可以提高慢性疲勞症候群診斷準確性的結果，而且既費時又費錢。這可能會用於為慢性疲勞症候群患者嚴重程度評估的一部分。

- **血清學測試**：這是尋找因感染產生之抗體的血液檢測。除非有萊姆病（透過壁蝨叮咬而傳播給人類的細菌感染）、愛滋病毒或病毒性肝炎、弓蟲症或急性淋巴腺熱病史，否則醫生大多不建議進行血清學檢測。即使有明確的萊姆病病史，多數患者在到疲勞中心就診之前也都已經接受過完整的抗生素治療了。在進行過多次臨床試驗後，沒有證據顯示延長萊姆病的抗生素治療效果會比標準的三週療程更好[9]，接受這種治療的患者中有四分之一會出現嚴重的不良反應，諸如抗生素引起的結腸炎、腹瀉以及過敏反應。

- **X光、超音波掃描、電腦斷層掃描（CT）或核磁共振攝影（MRI）掃描等影像學檢查**：疑似慢性疲勞症

9　A. Berende, J. M. Hadewych et al. (2016), 'Randomised trial of longer term therapy for symptoms attributed to Lyme disease', *The New England Journal of Medicine*, 374 (13), pp. 1209–20,doi.org/10.1056/NEJMoa1505425

候群患者通常都不需要進行這些檢查。

運動生理學測試

最近人們對慢性疲勞症候群的運動生理學測試很感興趣，支持者說重複運動測試的異常報告可以用來區分慢性疲勞症候群患者與其健康對照組或非特異性疲勞患者。

心肺運動功能測試（cardiopulmonary exercise test，簡寫為CPET）便是其中一例。接受CPET測試的人必須佩戴心臟監測器與面罩（用來分析其呼出的二氧化碳和氧氣濃度），同時在其耐受範圍內進行運動鍛鍊。目前這在慢性疲勞症候群診療中是一項有趣的研究工具，但它還是有引起顯著勞動後倦怠的風險，而且也還沒有足夠的資源可以使用，亦不夠標準化到可用於診斷測試。

不過，CPET在幫助麻醉師和外科醫生評估患者是否適合全身麻醉和大手術方面確實能發揮更為明確的作用。

預後如何？

儘管慢性疲勞症候群的嚴重程度各不相同，但遺憾的是，許多患者在工作、求學、社會與生活中都經受了重大的

負面影響。在最糟糕的情況下甚至可能達到與重度類風濕性
關節炎或多發性硬化症相似的程度。據估計，多達25％的
患者受到非常嚴重的影響，導致他們無法執行基本的個人事
務，只能臥床休息或大部分時間都在床上度過。不在少數的
患者會變得非常嚴重，有時甚至可能導致永久性失能。[10] 還
有許多人的病程會上下波動，分為接近緩解期與復發期。

　　然而，慢性疲勞症候群患者大多都會隨著時間的推移而
有一定程度的改善，尤其是接受支持性跨領域照護的患者。
其中，青少年和青年的預後特別好，75％都會在兩、三年內
完全康復。[11] 在我們的經驗中，那些大學生的前景幾乎與罹
病前一樣好。

　　不幸的是，二十五歲以上的成年患者就沒有那麼樂觀
了。英國最近有一項針對8000多名因慢性疲勞症候群接受
NHS服務的患者進行的研究顯示，他們的疲勞、疼痛、焦慮

10　ME/CFS Independent Working Group (2002), 'A report of the CFS/ME working group: Report to the chief medical officer of an independent working group', www.meassociation.org.uk/wp-content/uploads/CMO-Report-2002.pdf

11　T. Norris et al. (2017), 'Natural course of chronic fatigue syndrome/myalgic encephalomyelitis in adolescents', *Archives of Disease in Childhood*, 102 (6), pp.522–8, doi.org/10.archdischild-2016-311198

和憂鬱都有所改善，但身體機能卻幾乎沒有。[12]對同組患者
進行長達五年的進一步分析也顯示，三分之一的人認為好轉
很多，三分之一的人認為好轉一些，但剩下的三分之一若非
認為惡化一些就是惡化很多。[13]當他們被問及「你認為自己
還患有慢性疲勞症候群嗎？」時，有85％的人回答「是」。

　　來自美國的資料也很相似：美國疾病管制與預防中心發
表了一項研究回顧報告，其中表示部分康復率至少有40％
左右，但完全康復的情況很少見，僅約5至10％。[14]

　　以大量受試者的資料為基礎，我們不得不得做出這樣的
結論：就算有最好的管理與應對措施，慢性疲勞症候群仍是
一種長期發展的病症，即便接受專科治療，還是會與多數成
年患者共存──這時他們或許已經學會更好的方式應對。

　　這些報告中，有件事的意義倒是很明確：目前的治療並
不充分，儘管在我們看來，目前的治療方式總是比完全沒有

12 E. Crawley, S. M. Collin, P. D. White et al. (2013), 'Treatment outcome in adults
with chronic fatigue syndrome: A prospective study in England based on the CFS/
ME National Outcomes Database', *QJM: Monthly Journal of the Association of
Physicians*, 106 (6), pp.555–65, doi.org/10.1093/qjmed/hct061

13 S. M. Collin and E. Crawley (2017), 'Specialist treatment of chronic fatigue
syndrome/ME: A cohort study among adult patients in England', *BMC Health
Service Research*, 17 (1), doi.org/10.1186/s12913-017-2437-3

14 Centers for Disease Control & Prevention (2021), 'Chronic Fatigue Syndrome:
Basic facts', www.cdc.gov/cfs/cfsbasicfacts.html

好得多，而我們對於疾病機制、診斷和治療學進行進一步研究的需求也十分迫切。

還有另一件我們都認為意義重大的內容，根據上述大型研究報告，還是有些人能夠從慢性疲勞症候群中完全（或幾乎完全）康復——比例大約在5至30％之間。

希望感的重要性

我們還無法完全理解為什麼有些人能夠恢復得很好。然而，雖然無法以任何方式減緩重度ME/CFS患者的糟糕生活經歷，但我們認為關注這些人並向他們學習非常重要。其中有部分是因為根據我們多年來為慢性疲勞症候群患者提供支持與協助的經驗，在我們為患者提供的事物中，最有價值的便是希望。我們認為，隨著時間的推移，對於那些諮詢我們的患者來說，有個積極但實際的改善期望十分重要；而且儘管某些症狀持續存在，但在適當的支持下，他們至少還是有機會能得到十分顯著的改善——包括重新有一份全職或兼職工作，以及擁有正常或接近正常的家庭與社交生活。

出於這個原因，我們在本書的結尾用了一章表達這些希望感，主題為「患上慢性疲勞後的生活」，其中會講述我們多年來治療過的實例，以及他們多少都有所恢復的結果。

第 2 章

病毒後疲勞症候群
與其他疲勞相關症候群

當你或身邊的人被診斷出慢性疲勞症候群時，會不會自然而然地想求助於網際網路，並進行一些研究呢？

這麼做得到的結果可能會使人感到不知所措──只需在 Google 搜尋引擎中輸入 ME/CFS，就會得到至少 5100 萬個搜尋結果。此外，您可能會對這種疾病的多種稱呼，以及據稱與之相關或真正相關的病症數量感到震驚。

根據我們的經驗，對慢性疲勞症候群患者和他們的親朋好友來說，這些結果可能會令人困惑，甚至感到茫然。雖然有許多患者擁有個人網站、部落格、推特和 Instagram 帳號能傳播最新的研究結果，但這些內容並非全都可信，而且常常假設讀者已經對其中所描述的情況都十分熟悉。

我們明白對於剛確診的患者來說，要在這些龐大資訊中找出一條可以航行的路或許並不容易。因此，我們將在下文中整理一些可能與慢性疲勞症候群重疊的重要病症或症候群，並說明這些內容對應對與管理慢性疲勞症候群的影響。

病毒後疲勞以及病毒後疲勞症候群

許多病毒都會導致感染者得用幾天甚至幾週的時間才能從流鼻涕、發燒、喉嚨痛或咳嗽等急性症狀中恢復，這是很常見的現象。

然而，估計約有10至20％的人在這些急性症狀消失後還會出現持續的類流感症狀，比如身體不適、疲勞與嗜睡。病毒感染初期的嚴重程度與這些持續症狀的後期發展之間似乎沒有直接關聯。

由於這種情況很常見，通常也都會自行康復，因此許多醫生根本不會特別為該情況開立處方，不過有些人可能會使用「病毒後疲勞」（PVF）或「病毒後疲勞症候群」（PVFS）等術語。所以PVF和PVFS是一個定義不太明確的術語，僅表示感染病毒後的正常疲勞經驗。

以目前的分類標準，要到症狀出現數週或數月後才能對可能由病毒引發的慢性疲勞症候群做出明確診斷。並非所有慢性疲勞症候群病例都由感染引起，也並非所有可能引發慢性疲勞症候群的病源體都是病毒——我們在上一章中所介紹的那些會導致萊姆病、昆斯蘭熱和黴漿菌肺炎的細菌就是幾個例子。

不過令人遺憾的是，雖然有些病毒後疲勞症候群患者會

繼續達到慢性疲勞症候群的標準，但多數人都不會。我們尚不清楚處置病毒後疲勞症候群以降低發展成慢性疲勞症候群風險的最佳方式，但一般認為充足的休息對於恢復十分重要。

雖然這並不是個受到充分研究的醫學領域，但許多在病毒感染後症狀繼續發展為慢性疲勞症候群的人表示：他們後悔自己當時倉促恢復正常活動或過早「度過」當時的症狀。

過度可動類群障礙

過度可動（hypermobility）是指某人可以將關節移動到超出正常運動範圍的狀況。「過度可動類群障礙」一詞包括良性關節過動症、良性關節過動症候群和大多數過往稱為埃勒斯－丹洛斯症候群第三型（Ehlers–Danlos Syndrome type III，俗稱鬆皮症）的疾病。

關節過動症最常使用貝登量表（Beighton score）進行評估。[1]受試者會被要求進行一連串動作，如下圖所示。

1　Ehlers–Danlos Society, 'The Beighton Score: How to Assess Joint Hypermobility', ehlers-danlos.com/wp-content/uploads/Beighton-Score-2017.pdf

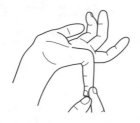

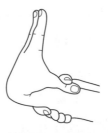

1. 小指向後拉 90 度以上
（左右各 1 分）

2. 將拇指向手臂方向回拉至
觸摸前臂（左右各 1 分）

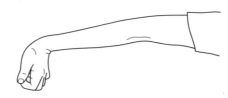

3. 反向彎曲肘部超過 10 度（左右各 1 分）

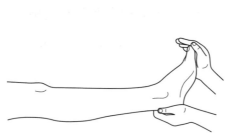

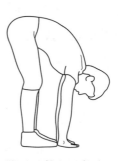

4. 反向彎曲膝蓋超過 10 度
（左右各 1 分）

5. 雙手平放在地板上，
同時保持膝蓋伸直與
腰部前屈（1 分）

貝登量表

　　如果他們能完成每項動作，成人得分超過九分之五，或
兒童超過九分之六，則需下關節過動症候群的診斷。

是不是有些人比其他人更靈活？

　　過度可動的關節在兒童時期很常見，高達39％的學齡
兒童達到該標準，而女孩又更容易受到相關影響。隨著年齡
的增長，我們的關節會變得較不靈活，約30％的青年有過
度可動關節，而在六十歲時則降至20％以下。[2]種族也與我
們的柔韌度有關，來自亞洲或非洲的人通常柔軟度比高加索
人更佳。[3]

　　對於多數關節過動症的患者而言，這並沒有造成不良後
果；事實上，這還能成為舞者、演員、體操運動員和其他運
動員的優勢。舉例來說，美國游泳運動員「飛魚」麥可・費
爾普斯──有史以來獲獎最多的奧運選手──他的關節就

2　A. J. Hakim et al. (2004), 'The genetic epidemiology of joint hypermobility: A population study of female twins', *Arthritis and Rheumatism*, 50 (8), pp.2640–4, doi.org/10.1002/ art.20376

3　A. Hakim and G. Rodney (2003), 'Joint hypermobility', *Best Practice and Research: Clinical Rheumatology*, 17 (6), pp.989–1004, doi.org/10.1016/ j.berh.2003.08.001

過度可動。

對同卵雙胞胎與異卵雙胞胎進行的研究已經證實過度可動的關節受遺傳因素影響很大，遺傳率估計為70％，這也顯示出決定是否有此徵象的主要因素是遺傳而非環境。[4]

這與慢性疲勞症候群的關聯為何？

大多數關節過動症的人都沒有症狀，但在有症狀的人之中，有不少人的症狀都包含疲勞，而這個症狀可能與慢性疲勞症候群所經歷的疲勞類似。

關節過動症的其他症狀可能包括廣泛的肌肉與關節疼痛、關節扭傷以及脫臼。其中有些症狀也與慢性疲勞症候群和纖維肌痛有重疊之處。

這個名稱中包含了什麼？

由於約定俗成名詞的變化頻繁，要理解關節過動症就變得更加複雜。直到最近，無症狀的過度可動關節才被稱為

4　Hakim et al. (2004), 'The genetic epidemiology of joint hypermobility', doi. org/10.1002/art.20376

「良性關節過動症」，而有症狀的過度可動者則是患有「良性關節過動症候群」（benign joint hypermobility syndrome，簡寫為BJHS）。接著，該症候群開始被稱作第三型「埃勒斯-丹洛斯症候群」（EDS），因為它似乎與其他型EDS有相似之處，而EDS是一類會影響結締組織的罕見遺傳疾病。1997年時採用了一個新的慣稱，其名稱又改為「EDS-過度可動類型」（EDS-hypermobility type），即EDSHT。

　　與此同時，遺傳學研究在尋找其他EDS亞型的致病基因突變方面取得了大幅進展。其中一些亞型可能會對健康造成非常嚴重的不良結果——例如，血管型EDS與突發性動脈破裂和妊娠期子宮破裂都有關。

　　2017年時已經有十三種EDS亞型得到確認，除了其中一種亞型外，其他亞型都是由於控制皮膚和結締組織彈性的膠原蛋白基因突變所致。唯一未被發現膠原蛋白基因突變的亞型正是EDSHT。這表示EDSHT（也就是良性關節過動症候群／BJHS）其實與EDS無關，又或者EDSHT的診斷標準太過寬鬆了。

　　尋找任何疾病的致病基因都與大海撈針相差無幾。要讓這個任務更容易進行，其中一種顯而易見的方法就是將那片海的範疇縮小一些。要對疾病進行這種操作，最好的方法便是對其訂出極其嚴格的定義，才能確保進行基因研究時僅會

招募到條件最明確與症狀最嚴重的病例。

因此2017年時就是考量到這一點才又對其命名進行再次修訂。自那時起，對於具關節過動症但不符合嚴格新標準的人，醫學上的診斷就是過度可動類群障礙（Hypermobility Spectrum Disorder），即HSD。[5]該診斷也適用於那些具有肌肉骨骼疼痛症狀的關節過度可動者。

過度活動型
埃勒斯 - 丹洛斯症候群（hEDS）

2017年的修訂版還產生了一個新術語，用於表示EDS的一種亞型。這個亞型現在被診斷為過度活動型EDS（Hypermobile EDS），即hEDS。這些患者有症狀性的過度活動與其他異常，例如心臟瓣膜漏隙或主動脈（與心臟相接的主要動脈，為軀幹、雙臂與雙腿供血）根部增寬。這些標準刻意訂得很嚴格：多數有症狀的過度活動患者都達不到這些標準。

5　F. Malfait et al. (2017), 'The 2017 international classification of the Ehlers–Danlos syndromes', *American Journal of Medical Genetics*, 175 (1), pp.8–26, doi.org/10.1002/ ajmg.c.31552

就本書要旨而言，與其最相關的問題是 hEDS 是否為疲勞的原因，而如果是，這樣的疲勞是否符合慢性疲勞症候群的標準？另一個相關的問題則是因 hEDS 而感到疲勞的人是否可能被「誤診」為慢性疲勞症候群患者？

我們無法確定 hEDS 是否會導致慢性疲勞症候群或相關病症，重點是要注意兩者間有關聯並不等於兩者間有因果關係。舉例來說，在 1970 年代，有人發現飲酒與肺癌之間存在關聯——飲酒愈多，罹患肺癌的機率就愈高。仔細檢視才發現，酒精和香煙的消費至少在當時是相輔相成的狀態，而肺癌真正的原因並非購買酒精，而是與其相關的抽菸。

有多項研究提出，疲勞是 hEDS 其中一個常見且經常導致失能的徵象。[6] hEDS 中的慢性疲勞並沒有具體定義，但建議使用類似於慢性疲勞症候群的判斷準則（但不包含勞動後倦怠）。

英國最近有項研究對於少數過去未接受 hEDS 評估但被診斷為慢性疲勞症候群和/或纖維肌痛的患者再次進行評估。研究中使用貝登量表與布萊頓標準（Brighton criteria）

6　A. J. Hakim et al. (2017), 'Chronic fatigue in Ehlers–Danlos syndrome hypermobile type', *American Journal of Medical Genetics*, 175 (1), pp.175–80, doi.org/10.1002/ajmg.c.31542

對他們進行過度可動性檢查。[7]布萊頓標準與貝登量表不同，其中也會將過去的過度可動性納入考量，而不僅只是目前的過度活動性。作者發現81％的慢性疲勞症候群或纖維肌痛患者當時或過去有過度可動的徵象，而健康對照組的比例則為37％。這形成了顯著差異，表明兩者存在關聯性，但無法證明其因果關係。

有些在慢性疲勞症候群中經常提及的症狀也會在hEDS中提及，包括：

- 睡眠品質不佳
- 慢性疼痛
- 姿位性耐受不全：站立時感覺頭暈或其他令人不適的症狀
- 頭痛
- 焦慮和憂鬱

有些專家認為，由於慢性疲勞症候群的診斷需要排除導致疲勞的其他病症，而hEDS與疲勞相關，因此不能將過度

7　J. A. Eccles et al. (2021), 'Beyond bones: The relevance of variants of connective tissue (hypermobility) to fibromyalgia, ME/CFS and controversies surrounding diagnostic classification: An observational study', *Clinical Medicine*, 21 (1), pp.53–8, doi.org/10.7861/clinmed.2020-0743

活動的患者診斷為慢性疲勞症候群，但應將其診斷為患有 hEDS 併發慢性疲勞。

然而，這在我們看來既不合邏輯又吹毛求疵，尤其根據過往紀錄，適用於 hEDS 併發慢性疲勞的處置策略（適應性步調療法以及包含職能治療、心理治療、物理治療、疼痛管理、營養建議、睡眠衛生的多學科研證復康方案）與通常用於處置慢性疲勞症候群的作法相同。

那麼作為本書作者，我們怎麼看？我們認為慢性疲勞症候群與 hEDS 相關的慢性疲勞並無不同。

將 hEDS 患者「誤診」為慢性疲勞症候群

在患有 hEDS 的前提下針對疲勞與肌肉骨骼疼痛症狀的實證治療是認知行為療法（CBT）與物理治療。

hEDS 方面的專家建議，與慢性疲勞症候群會因運動而觸發勞動後倦怠不同，漸進式運動通常有助於緩解 hEDs 併發的疲勞。[8] 因此，這也表示如果一個人在患有 hEDS 的前提

8　Ehlers–Danlos Society, 'Hypermobile Ehlers–Danlos Syndrome: Clinical Description and Natural History', www.ehlers-danlos.com/2017-eds-classification-non-experts/hypermobile-ehlers-danlos-syndrome-clinical-description-natural-history/

下也患有慢性疲勞症候群，那麼他們更偏向以專業共識作為基礎，而非臨床試驗實證，並且對於漸進式鍛鍊作為一種合適療法應該更具信心。

hEDS 中的非疲勞症狀

其他常見的症狀包括：

- **皮膚異常柔韌**，通常與皮膚擴張紋有關
- **心臟瓣膜病變**，如二尖瓣脫垂，但一般不會導致任何嚴重後果
- **姿勢性心搏過速症候群**（Postural orthostatic tachycardia syndrome，**簡寫為 PoTS**），即坐起或站立後出現心率異常增加的症狀
- **姿位性低血壓**，站立時血壓下降過度，導致反覆昏厥
- **大腸激躁症**
- **結締組織結構脆弱**，可能導致年輕患者直腸脫垂與腹部疝氣

患者也有可能出現與自律神經系統功能障礙相關的症狀，如頭暈、昏厥、注意力不集中、心悸、腦霧與膀胱功能障礙。一些醫生會稱其為「自律神經失調」。這些症狀在無

hEDS的一般人群中也十分常見，專家對於是否應該認為自律神經失調與hEDS有因果關係仍意見不一。

我們認為，不論是自我診斷還是醫師過度診斷自律神經功能障礙（自律神經失調）都有不小的風險存在。

最後，hEDS患者罹患精神疾病的機率也偏高。這或許多少是因為部分醫師未在診療時辨認出hEDS，而這可能導致他們將多種看似難以理解的症狀全都不適當地歸因為「軀體化」（一種以身體症狀的形式經歷心理困擾的傾向）。不過，過去三十年確實也有許多研究證實hEDS與焦慮之間的顯著關聯。舉例來說，有些研究發現約70％的過度活動患者感到焦慮，而在非過度活動患者群體中的比例則為10至20％。[9]

研究報告指出，hEDS與憂鬱症、注意力不足過動症（ADHD）、自閉症、人格障礙、飲食失調與精神病之間具有相關性。（有些人稱這些病症為「神經多樣性」，用來區別更常見的「神經典型」）導致其有所關聯的原因尚未釐清，但或許是造成過度活動的基因在大腦中也同樣具有活

9　A. Bulbena et al. (2017), 'Psychiatric and psychological aspects in the Ehlers–Danlos syndromes', *American Journal of Medical Genetics*, 175 (1), pp.237–45, doi.org/10.1002/ ajmg.c.31544

性，導致腦部結構變化或異常，影響大腦功能，從而影響思維方式。

　　另一方面，也可能是因為患者意識到的身體感覺高於常人──例如異常鬆弛的關節囊引起的疼痛，或心率加快導致的脈搏加速──因此患者更關注這些感覺也十分合理，只是這種關注適得其反，最終導致患者焦慮。焦慮感也會反過來刺激腎上腺素釋放，從而加劇心跳加速以及其他身體症狀。

纖維肌痛

　　纖維肌痛一詞一般用於描述影響脊柱與四肢的廣泛疼痛，並合併睡眠與情緒障礙。在英國，估計有二十分之一的成年人患有纖維肌痛。[10]

　　常見症狀包括：

- 全身疼痛
- 疲勞
- 無恢復性睡眠
- 注意力不集中

10　NHS.uk, 'Fibromyalgia: Overview' (2019), www.nhs.uk/conditions/fibromyalgia/

- 情緒低落
- 手腳刺痛或麻木
- 頭痛
- 不寧腿症候群
- 頻尿
- 大腸激躁症
- 經痛
- 對寒冷、大音量噪音與輕微外傷高度敏感

　　上述症狀有許多與慢性疲勞症候群的症狀重疊，事實上，研究顯示慢性疲勞症候群患者中有40至80％符合纖維肌痛的標準，反之亦然。

診斷

　　確診纖維肌痛需要排除發炎性關節炎等其他會引起廣泛性疼痛的常見原因，因此必須進行身體檢查與血液檢測，但診斷本身會根據症狀與排除其他病症的檢查後作出。纖維肌痛患者通常（但並非都）有全身性壓痛，找到這些「觸發點」有助於做出陽性診斷。

　　由於與慢性疲勞症候群的重疊如此顯著，以實務角度而

言，臨床醫師通常會將纖維肌痛的診斷用於主訴為疼痛的患者，而慢性疲勞症候群的診斷則用於那些主訴為疲勞的病人。對於那些同時受疼痛與疲勞所苦、兩者程度不相上下的病人，慢性疲勞症候群與纖維肌痛的重疊診斷也並無不可。

符合2021年NICE慢性原發性疼痛指南[11]的實證治療以教育為首，接著是監督式小組運動訓練等非藥物療法，以及談話治療如認知行為療法與「接納與承諾療法」，後者因其核心要旨而得名，即接納那些你無法控制的事，同時投入那些能改善生活品質的行動。

另一種可以考慮的療法是單次針灸療程。

如果有必要提供藥物治療，應提供抗憂鬱藥如阿米替林、西酞普蘭、度洛西汀、氟西汀、帕羅西汀或舍曲林。如果這些措施都無法使病人得到有效緩解，則應將同時包括身體和心理因素的疼痛管理計畫納入考量。

慢性疲勞症候群和纖維肌痛之間明顯有許多重疊之處，許多人兩者皆有，而兩種疾病的治療方式也類似。以實務的角度而言，對我們來說不能忘記的要點是，由於勞動後倦怠

---

11 NICE (2021), 'Chronic pain (primary and secondary) in over 16s: Assessment of all chronic pain and management of chronic primary pain', www.nice.org.uk/guidance/ng193

的緣故，運動作為慢性疲勞症候群的療法時，帶來的的問題大於緩解效果；此外，雖然有充分的實證顯示藥物有助於治療纖維肌痛，但藥物通常對慢性疲勞症候群患者無益，而且往往適得其反。我們通常不會向慢性疲勞症候群患者推薦任何形式的藥物治療，除非他們同時患有憂鬱症。

姿勢性心搏過速症候群（PoTS）

姿勢性心搏過速症候群（又稱為端坐心搏過速症、直立不耐症）是一種特徵為站立時會頻繁出現症狀的症候群，症狀如心悸——心搏過速意為「心跳加速」——頭暈、震顫、全身無力、運動耐受性低與疲勞（這些描述亦為姿位性耐受不全的症狀）。

全世界總人口約有0.2%患有姿勢性心搏過速症候群。[12] 該疾病在女性身上的發生率是男性的三倍，且在慢性疲勞症候群患者中更常見。

12　R. S. Sheldon et al. (2015), ＇2015 Heart Rhythm Society Expert Consensus Statement on the Diagnosis and Treatment of Postural Tachycardia Syndrome, Inappropriate Sinus Tachycardia, and Vasovagal Syncope＇, *Heart Rhythm*, 12 (6), e41–63, doi.org/10.1016/j.hrthm.2015.03.029

　　舉例來說，2013年英國有一份針對179名慢性疲勞症候群患者的研究發現，其中13％的受試者患有姿勢性心搏過速症候群。受姿勢性心搏過速症候群所苦的病人往往更年輕，與非姿勢性心搏過速症候群組的平均年齡四十二歲相比，研究中姿勢性心搏過速症候群組的平均年齡為二十九歲，此外，他們的疲勞和憂鬱程度都不知道為什麼相較於未罹患姿勢性心搏過速症候群的組別更低。[13]

　　目前尚未釐清慢性疲勞症候群和姿勢性心搏過速症候群之間的關聯是否存在因果關係，也不清楚任何造成兩者關聯的原因會在哪個方面起作用。可能是先出現姿位性耐受不全的問題，導致受試者無法忍受站立或身體活動，因此接著出現疲勞症狀。或者也可能是由於慢性疲勞症候群必須休息的特性，才導致出現姿位性耐受不全的症狀。

　　無論兩者因果為何，如果該研究具有代表性的話，似乎大多數的慢性疲勞症候群患者的根本問題都不是姿勢性心搏過速症候群，而且隨著人們年齡邁入四十歲大關，這個病症似乎也變得愈來愈不重要。

---

13 I. Lewis et al. (2013), 'Clinical characteristics of a novel subgroup of chronic fatigue syndrome patients with postural orthostatic tachycardia syndrome', *Journal of Internal Medicine*, 273 (5), pp.501–10, doi.org/10.1111/joim.12022

　　姿勢性心搏過速症候群也與 hEDS 有關：2020 年時有項研究在一組已確診姿勢性心搏過速症候群的人群中尋找過度活動患者，發現其中有 31% 的人符合 hEDS 的標準，還有另外 24％ 的人患過度可動類群障礙。整體而言，姿勢性心搏過速症候群群體有 55％ 的人有過度活動的徵象。[14]

　　姿勢性心搏過速症候群的潛在機制尚未得到釐清，但有證據表示可能與自體免疫有關，似乎會影響自律神經系統、造成神經傳導受損與血容量減少。通常會將運動耐力差的原因歸於失用症（身體功能減損），已證實這部分患者心壁厚度有所減少，也會隨著運動訓練而改善。[15]

　　姿勢性心搏過速症候群患者的焦慮率高於一般人群，但已證實站立時心率過度反應並非由焦慮引起。[16] 因此，焦慮似乎是對心搏過速的反應，而不是原因，但對許多患者而

14　A. J. Miller et al. (2020), 'Prevalence of hypermobile Ehlers–Danlos syndrome in postural orthostatic tachycardia syndrome', *Autonomic Neuroscience: Basic & Clinical*, doi. org/10.1016/j.autneu.2020.102637

15　Q. Fu et al. (2010), 'Cardiac origins of the postural orthostatic tachycardia syndrome', *Journal of the American College of Cardiology*, 55 (25), pp.2858–68, doi.org/10.1016/j.jacc.2010.02.043

16　S. Masuki et al. (2007), 'Excessive heart rate response to orthostatic stress in postural tachycardia syndrome is not caused by anxiety', *Journal of Applied Physiology*, 102 (3), pp. 896–903, doi.org/10.1152/japplphysiol.00927.2006

言，這也是其中一個影響重大的症狀，因此焦慮症的治療可能對病人有所幫助。

診斷

做出診斷需要一種以上的症狀存在，此外，從躺臥到站立心率的增加幅度也得超過每分鐘三十次，且血壓沒有顯著下降。

診斷還需要在躺下幾分鐘後測量脈搏和血壓，然後再站立幾分鐘後再次測量。此外還建議進行各種測試，但有些測試需要用上長達二十分鐘的時間，這在大多繁忙的臨床環境中根本不切實際。較務實的方法是量測臥位脈搏與血壓，接著站立三分鐘後再量測一次，如果心搏過速結果為陰性，但臨床醫生仍認為症狀具有罹患該疾病的可能，則再進行正式的傾斜床試驗（參見第45頁）進行。

治療

治療通常難以著手；沒有可靠有效的療法，其他方法也幾乎沒有通過隨機對照試驗進行評估。如果症狀影響生活品質，建議採用跨領域方法，包括醫生、物理治療師、職能治

療師和心理師。[17]而且應停止任何可能加重姿勢性心搏過速症候群的藥物。

　　患者應透過每天飲用2至3升水以增加血容量，若能耐受，膳食鹽的攝取量也應增加至每天十至十二克。

　　壓力襪可能也對患者有所助益。建議患有姿勢性心搏過速症候群的人應該接受定期、有組織、漸進式且有人監督的運動訓練計畫，其中包括大腿阻力訓練。這些訓練最初應限制為非站立運動，如利用划船機、臥式自行車與游泳，直到耐力得到改善再調整。

　　此類訓練計畫已證實可以改善新兵的姿位性耐受不全，[18]但尚未運用在慢性疲勞症候群和姿勢性心搏過速症候群患者身上進行正式評估，我們認為若無仔細考量和監督，這些作法不太可能直接適用。

　　有多種藥物被列為建議用於緩解心悸症狀，但其中沒有任何一種取得用於該適應症的許可，且所有藥物對治療姿勢性心搏過速症候群的實證基礎都很差。這些藥物包括血管收

---

17 Sheldon et al. (2015), '2015 Heart Rhythm Society Expert Consensus Statement', doi.org/10.1016/j.hrthm.2015.03.029

18 R. Winker et al. (2005), 'Endurance exercise training in orthostatic intolerance: A randomized, controlled trial', *Hypertension*, 45 (3), pp.391–8, doi.org/10.1161/01.HYP. 0000156540.25707.af

縮藥物邁妥林、β受體阻斷劑（如普萘洛爾）、選擇性血清素再攝取抑製劑（如舍曲林或西酞普蘭）、增加血容量的藥物（如氟氫可體松）和中樞神經興奮劑莫達非尼。上述所有藥物都需要由具有治療姿勢性心搏過速症候群的醫師開立處方，並且需要定期測量血壓及心率。

肥大細胞活化症候群（MCAS）

肥大細胞活化症候群是一種使患者反覆經歷過敏反應症狀發作的病症：這是種嚴重且可能危及生命的過敏反應。肥大細胞活化症候群的特徵是過敏反應反覆發作，且至少有兩個併發的相關症狀，包括：

- **心血管症狀**，如昏厥、近乎昏厥或心悸
- **皮膚症狀**，如蕁麻疹、瘙癢、潮紅和血管性水腫（眼瞼、嘴唇和舌頭的暫時性腫脹）等
- **呼吸系統症狀**，如喘息和呼吸急促
- **腸道症狀**，如痙攣性腹痛、腹瀉、噁心和嘔吐

在發作期間，管理體內過敏反應的肥大細胞會釋放稱為「介質」的產物。這些介質包括組織胺、前列腺素與白三烯C4的化學物質，必須對此進行檢測才能確定診斷。實證指

南建議診斷需要此類症狀與肥大細胞介質濃度升高兩次或多次相關，才能確診為肥大細胞活化症候群。

　　組織胺與其他肥大細胞介質很難測量，也並未進行常規檢測。但是，過敏專科診所就可以檢測血清中的類胰蛋白酶和尿液標記物，包括組織胺 N-甲基轉移酶。如果確診，就有明確理由可以合理使用抗組織胺藥物減輕症狀。

　　也有人表示過 hEDS 與肥大細胞活化症候群之間也有關聯性。雖然許多人自信地說肥大細胞活化症候群、hEDS 和慢性疲勞症候群之間存在因果關係，但這在科學上並未得到任何足夠嚴謹的證實——那些確認這種關聯的研究都不包括確認肥大細胞產物濃度升高的血液或尿液測試，而僅純粹從症狀上評估。

　　此外，肥大細胞活化症候群是否在 hEDS 或慢性疲勞症候群患者中會比在一般人群中更常見也尚未釐清。即便有這種情況，也很難發生在已經為少數的 hEDS 或慢性疲勞症候群患者身上，因此除了極少數人之外，任何提出的症狀都無法得到解釋。

　　有些人認為，與 hEDS 之間的關聯性是由一些相近重疊的症狀所得出，但這些症狀模糊而主觀，不足以推導出任何

關聯性存在的結論。[19] 2019年，來自哈佛大學、梅約診所以及其他受人尊敬的國際中心的過敏症專科專家團隊對肥大細胞活化症候群進行了系統性論述，他們表示：「關於診斷為肥大細胞活化症候群的誤解影響到許多患者，且對他們的生活品質有所損害。」專家小組補充道，用於確診為肥大細胞活化症候群的疾患（但並沒有這些病症與其相關的科學依據）包括埃勒斯－丹洛斯症候群與姿勢性心搏過速症候群，而使用這些疾病支持肥大細胞活化症候群的診斷會導致運用「非正統還可能有害的療法」。[20]（你可以在蘇菲·法魯克醫師《過敏生活指南》中找到更多關於過敏的資訊。）

雖然我們承認存在各種不同的觀點，但我們的觀點是肥大細胞活化症候群在hEDS、姿勢性心搏過速症候群和慢性疲勞症候群患者身上都被過度診斷了。根據我們的經驗，做出診斷其實對於我們所見的多數患者都幫助不大，他們的主訴是疲勞，而非偶發性的過敏反應。

---

19 A. Kohn and C. Chang (2020), 'The Relationship between Hypermobile Ehlers–Danlos Syndrome (hEDS), postural orthostatic tachycardia syndrome (POTS), and mast cell activation syndrome (MCAS)', *Clinical Reviews in Allergy and Immunology*, 58 (3), pp.273–97, doi.org/10.1007/s12016-019-08755-8

20 C. R. Weiler et al. (2019), 'AAAAI Mast Cell Disorders Committee Work Group Report: Mast cell activation syndrome (MCAS) diagnosis and management', *The Journal of Allergy and Clinical Immunology*, 144 (4), pp.883–96, doi.org/10.1016/j.jaci.2019.08.023

關於身體症狀與焦慮的思想實驗

　　要了解焦慮與身體症狀之間的關聯，我們就來試試一些事吧。回想一下你上次參加重大考試或面試的情景。在正式開始前，你當然會感到緊張。除了產生心理上的影響外，身體也會出現症狀。這些症狀因人而異，但通常包括口乾、出汗、顫抖、胃部翻騰感以及心跳加速或劇烈跳動（心悸）。

　　這些都是我們緊張時會經歷的正常身體現象，而且當壓力源過去後這些反應就會消失，所以我們往往只擔心壓力事件（考試或面試），而非身體上的症狀。

　　在長期壓力下，我們常常意識不到自己處於壓力之中，只會體驗到壓力導致的身體症狀，例如心悸或顫抖。這會讓我們憂慮自己的心臟或其他器官是否出現嚴重問題，使我們更加焦慮，進而引發更多身體症狀。在這個狀況下，成功治療焦慮會對身體症狀和生活品質產生大幅影響。

　　醫護人員也無法倖免。幾年前，我們其中一位（傑拉德）注意到自己背上的肋骨間長了一塊硬肉。那並不痛，但它在持續擴大，他因此有些憂慮，認為需要檢查一下。於是他去找一位同事看診，對方在檢查後也很擔心，就立刻安排超音波掃描。放射

科醫生是他的好友，看起來也十分擔心，還注意到腫塊固定在肋間肌（肋骨間的肌肉）上。他提出這可能是惡性腫瘤，應安排緊急轉診至腫瘤科病房。肉瘤是一種罕見但侵犯性很高的癌症，會在肌肉或骨骼中形成；有許多患者儘管接受手術和化療，通常為此也改變了生活，卻還是死於這種腫瘤。

在安排轉診並等待二至三週進行進一步的診斷測試與專科意見時，傑拉德也經歷了愈來愈多的身體症狀。除了感到焦慮、注意力無法集中與嚴重失眠外，當他儘可能入睡時，還會在半夜被腋窩處刀割般的疼痛驚醒（這是負責胸壁的淋巴結所在的位置，而這些淋巴結也常在各種形式的癌症中變大）。他還感到噁心反胃，這導致食慾不振與體重減輕。傑拉德當時擔心自己不僅得了惡性肉瘤，而且已經擴散至全身了。

當對腫塊進行核磁共振掃描並得出那其實是一個良性腫瘤時——後來在切除時進一步得到證實——不僅恐懼和害怕都大幅緩解，那些焦慮引起的身體症狀也像一開始迅速出現一樣又迅速消失了，後來再也沒有發生過。

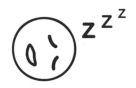

第 3 章
慢性疲勞起因的多種理論

　　如果要在本章說明受到廣泛接受的ME/CFS導因理論，那這章就會變得非常簡短，因為不幸的是，迄今為止還沒有這樣的理論。這並不是因為學界缺乏想法或缺乏世界性的科學研究發表。然而，在許多因素的影響下，針對大量慢性疲勞症候群患者的高品質研究確實很少。此類研究既難以設計也很難籌措經費；尤其難以接觸到受重度影響與足不出戶的患者；這種疾患本身的發散性也使研究很難找到出現早期跡象的人。

　　對於慢性疲勞症候群以外的長期病症，若想增進科學上的了解與認識，其中一個重要的面向就是對「初期世代」的研究。這是個相當專業的術語，但其實意思就是辨識並研究罹患疾病初期的人。許多長期病症的實際情形都會隨著時間的推移轉變，例如由於疼痛或疲勞導致運動能力下降，體重也因類似原因增加，以及情緒、睡眠和荷爾蒙狀態的變化等等。因此，假如我們單純找出一百位患有X疾病的人和一百名健康的人進行比較，雖然可能會發現許多與X疾病沒有因

果關係的差異，但也會反映出與長期疾病共存後隨時間發生的變化等相關性。

因此，想要讓我們對慢性疲勞症候群的理解有重大突破的話，有個反覆出現且無可避免的課題就是我們必須找到健康群體與慢性疲勞症候群患者之間的差異。但這些發現並不足以證實這些差異之間是因果關係（已知某些事肯定會導致另一件事）而不單純只是相關（相關可能偶然產生）。

另一個常見問題是研究結果缺乏可重複性。數十年來，有無數案例看起來就像是對慢性疲勞症候群的理解取得了顯著的科學「突破」，這些突破使其登上世界頂級的科學期刊與各大新聞頭條，但當其他實驗室研究不同的慢性疲勞症候群群體卻無法重現那些已成頭條的研究結果時，才又推翻了這些結果。

其中一例是對鼠源白血病病毒（XMRV）進行的研究，該研究指出慢性疲勞症候群患者中有67％都能在白血球中發現這種病毒，而健康群體的對照組中只有3.7％。這項研究登上了世界頂級期刊之一的《科學》，當時也受到廣泛報導。[1]

1　V. C. Lombardi et al. (2009), 'Detection of an infectious retrovirus, XMRV, in blood cells of patients with chronic fatigue syndrome', *Science*, 326 (5952), pp.585–9, doi.org/ 10.1126/science.1179052

然而，在其他實驗室無法證實此發現以及對該研究實驗技術不佳的疑慮逐漸浮出討論後，該論文已於2011年2月撤回。[2]

　　對其他疾病進行研究時也會出現類似的問題，這些問題也反映出許多背後的因素：各研究室之間的差異、研究失誤、受污染的檢體或資料、人口結構差異，有時甚至是研究欺詐。我們相信未來幾年可能還會有許多論文作者聲稱解開了慢性疲勞症候群及相關病症的祕密。

　　當然，我們真心希望未來能夠取得重大進展，但我們也想提出警告，只有在多世代、多國的研究對象以及許多各自獨立的研究人員進行的研究中都能得出同樣的結果，才能確立這些發現——這是個難以通過的障礙，因此至今仍無人能成功達成。

　　還有另一件我們要放在心上的事，大多數與慢性疲勞症候群患者打過交道的醫師都認為這是一種異質性疾病。換句話說，不論患者出現的病程發展為何，罹患慢性疲勞症候群的最終結果都相似，雖然如此，但要找出單獨一種適用於每位慢性疲勞症候群患者的統一機制的可能性極低。

　　舉例來說，有些人會在典型的感染後罹病，但會導致罹

2　B. Alberts (2011), 'Retraction', *Science*, 334 (6063), p.1636, doi.org/10.1126/science.334.6063.1636-a

病的感染五花八門——許多不同的病毒和細菌都可能與慢性疲勞症候群相關。有些人則似乎是在持續性的發炎或自體免疫性疾病後才發病；還有一些是由長期壓力或過勞導致；過度訓練的運動員也會出現類似慢性疲勞症候群的病症。

　　實在難以想出適用於上述所有情況的單一原因。正如我們前文提及到的狀況，慢性疲勞症候群患者受到的影響也差異甚大——有些人儘管身體不適仍能全職工作並過上相當正常的生活，而有些卻長達數年甚至數十年都出不了門或只能臥床。這種臨床症狀的差異已經顯示出任何單一的致病基因、免疫機制或感染因素都僅能解釋一小部分的案例，不太可能廣泛地作為慢性疲勞症候群的解釋。這並不表示我們只能放棄尋找病因，但重點是對這件事的心態應該現實一點，不要期待科學上對慢性疲勞症候群的「靈丹妙藥」會在五到十年內現身。

　　儘管將這些警告統統放在心上，我們也依然認為，對於想了解自己或親朋好友為什麼會罹患慢性疲勞症候群的人來說，了解在科學上對 ME/CFS 以及其相關領域有何討論十分重要，這樣也可以進一步了解任何即將到來的潛在突破。

　　這個認知也能降低你因虛假的曙光而失望的風險，也能避免同時面對樂觀與現實兩面而無法專注於自己的處境。如此一來，你就能夠在適當的協助下充分改善自身狀況，而不

會因某種說法暗示有快速簡便的科學方法可以解決，給予你虛假的希望，就放棄其他改善措施。

藏在基因裡？
ME/CFS 與遺傳學

我們有充分的理由認為遺傳是導致 ME/CFS 的因素之一。多數長期病症都會因遺傳和環境因素而更容易發病，如果 ME/CFS 不會，反而令人跌破眼鏡。許多小型研究都指出基因變異與 ME/CFS 之間的關聯性，但還沒有任何研究能通過在不同且無關的群體中得到同樣結果的嚴峻考驗。

自 2000 年以來，遺傳學家就開始運用一種與過去不同的技術——全基因體關聯分析（Genome-Wide Association Study，簡寫為 GWAS）研究各種疾病（基因體是單一生物體內的所有遺傳物質，它位於細胞核內，由 DNA 組成）。

這種研究方式需要招募大量受試者進行研究。在早期的「候選基因」研究中，科學家會選擇他們認為可能與某種疾病有關的基因，然後在患者與對照組中研究該基因的變異；而 GWAS 與其不同，這種研究不需要任何事前假設，而是在整個基因體中，對多達 250 萬個分布其中的基因變異進行評估。當原因不明時，對疾病與新生物學的觀點來說，這是

釐清遺傳方面原因的理想技術。這不僅僅是因為它的全面性，也是因為其結果不會受過去既存假設的影響。

舉例來說，GWAS對於揭示皮膚疾病牛皮癬與相關的乾癬性關節炎中所發生的介白素-17新型發炎途徑就發揮了重大作用，也促使一種阻斷該途徑而能有效治療的新型藥物問世。[3]

因此，英國醫學研究委員會批准DecodeME研究並提供資助，對ME/CFS可能是重要的一步（您可以在第235頁的「延伸閱讀與參考資料」中找到前往本內容的連結）。這是一項GWAS計畫，希望能招募到2萬名慢性疲勞症候群患者，或許就能找出與ME/CFS相關的基因。

顯而易見的是，如果慢性疲勞症候群確實有遺傳因素，那也會是多基因遺傳（由於多組遺傳變異的作用導致）而非單基因（由單個遺傳變異引起的疾病，如亨丁頓舞蹈症或囊腫纖維化），所以基因療法對其並不適用。

此外，雖然這項研究對於增進科學上對ME/CFS的理解十分重要，但未必代表在臨床實務上可以發揮多大的作用。

3　P. M. Visscher et al. (2017), '10 years of GWAS discovery: Biology, function, and translation', *American Journal of Human Genetics*, 101 (1), pp.5–22, doi. org/10.1016/j.ajhg.2017.06.005

舉個類似的例子，1970年代以來，導致類風濕性關節炎不良結果的基因早已為人所知，但這些發現並沒有推動任何新療法的發展；而且截至2022年為止，基因檢測也無法顯著提高診斷準確度或類風濕性關節炎處置的效果。

環境因素

就像多數疾病，慢性疲勞症候群很可能是遺傳上較容易罹病的人受到環境因素影響後的結果。造成影響的環境因素可能有很多，本節會回顧一些潛在的觸發因素，例如感染，以及一些曾有人提出的導致疲勞的機制。

傳染源

眾所周知，有幾種病毒會導致部分患者出現病毒後疲勞的症狀，其中又有一部分的人的症狀會持續加劇，達到慢性疲勞症候群的標準。常見的例子包括：

- **人類皰疹病毒第四型（EBV）**，這會導致傳染性單核球增多症（也稱淋巴腺熱）
- **微小病毒 B_{19} 型**，會導致兒童罹患傳染性紅斑症或成人短暫性出現與類風濕性關節炎相似的症狀

- **人類皰疹病毒第六、七、八型**，在感染急性期通常無症狀

這種疲勞背後的機制目前尚未釐清，也還沒有證據能確定其原因是病毒持續作用。

在1970年代，有個理論是反覆感染人類皰疹病毒第四型是慢性疲勞症候群的原因，然而，由於抗病毒療法的無效性以及缺乏病毒複製的證據，這個說法在1990年代基本上就被放棄了。

2022年《科學》期刊提出一份關鍵報告表示，近期發現人類皰疹病毒第四型大大增加了罹患多發性硬化症（Multiple Sclerosis）的風險，而這使得人們對慢性疲勞症候群與人類皰疹病毒第四型的關聯重新產生興趣。[4]

許多細菌感染也因導致嚴重的感染後疲勞而聲名狼藉，包括：

- **肺炎黴漿菌**，會引發肺炎
- **伯氏疏螺旋體**，會導致萊姆病

4　K. Bjornevik, M. Cortese et al. (2022), 'Longitudinal analysis reveals high prevalence of Epstein–Barr virus associated with multiple sclerosis', *Science*, 375 (6578), pp.296–301

- **貝氏考克斯菌**，會導致 Q 熱，你可能會從受感染的家畜身上感染到這種細菌

　　對於這些細菌感染後所發生的持續疲勞，有種假設是體內持續存在感染，進而導致疲勞。由於抗生素可以運用在細菌感染，也有治療成效，這個假設使相關研究傾向於評估延長抗生素療程，看看藉此去除持續性感染是否有助於改善疲勞。可惜事實證明成效不彰，無論是對萊姆病[5]還是 Q 熱[6]都是如此。這個結果也表示持續的慢性感染不太可能是這些細菌感染後出現慢性疲勞症狀的原因。

疫苗接種

　　我們偶爾會遇到認為自己在接種疫苗後出現慢性疲勞症候群症狀的患者。目前尚無數據資料能支持這個想法，但同樣也沒有數據證明這件事完全不

5　A. Berende et al. (2016), 'Randomized Trial of Longer-Term Therapy for Symptoms Attributed to Lyme Disease', *The New England Journal of Medicine*, 374 (13), pp.1209–20, doi.org/10.1056/NEJMoa1505425

6　S. P. Keijmel et al. (2017), 'Effectiveness of Long-Term Doxycycline Treatment and Cognitive-Behavioral Therapy on Fatigue Severity in Patients with Q Fever Fatigue Syndrome (Qure Study): A Randomized Controlled Trial', *Clinical Infectious Diseases*, 64 (8), pp.998–1005, doi.org/10.1093/cid/cix013

成立。

　　Ａ（在本例中為ME/CFS）在Ｂ（接種疫苗）之後發生，並不能證明Ｂ導致Ａ。不過依我們的經驗，有不少人不太能接受這個邏輯，而悲傷的是，不幸有可能毫無理由就發生，這時人們就會找出一些事物去解釋為什麼他們的健康惡化。

　　讀者們可能還記得1990年代關於麻疹、腮腺炎、德國麻疹（MMR）三合一疫苗的巨大爭議，當時一群父母在現已名譽掃地的醫師安德魯·韋克菲爾德（Andrew Wakefield）[7]的支持下，相信並爭論說其子女的自閉症是由三合一疫苗的接種所引起。將一群接種疫苗後出現病症的人聚在一起聲討疫苗是罪魁禍首相對容易。

　　然而，要反駁這種關聯性卻極其困難，需要國際合作進行大量流行病學研究。在MMR疫苗的案例中，最終證明MMR疫苗不可能是導致這些兒童自閉症的原因，然而這卻是在許多嬰幼兒不幸因對疫苗接種的錯誤恐懼而罹病帶疤或死於麻疹後才得

7　Z. Kmietowicz (2010), 'Wakefield is struck off for the "serious and wide-ranging findings against him" ', *British Medical Journal*, doi.org/10.1136/bmj.c2803

到證實。[8]

　　我們的建議是：雖然所有疫苗接種都有罕見的併發症，有時可能會很嚴重，但疫苗對暴露在風險中的人能達到的健康益處，都還是遠遠超過其潛在危險，否則這些疫苗接種也無法通過監管機關的審核流程。儘管這都是個人選擇，但如果有人問我們的意見，我們幾乎對每一位慢性疲勞症候群患者都會建議他們進行常規疫苗接種。

免疫系統變化

　　許多研究都提出過慢性疲勞症候群患者的免疫失調。其免疫失調包括細胞激素（發炎的化學媒介）濃度升高以及白血球中的部分亞群功能或數量上的改變，例如自然殺手細胞（natural killer cell，簡寫為 NK）與細胞毒性 T 細胞（cytotoxic T cell）。

　　對細胞激素進行的研究一直都有相互矛盾的狀況，目前的研究都還沒有就細胞激素異常之處或白血球在 ME/CFS 中

8　The Editors of *The Lancet* (2010), 'Retraction – Ileal-lymphoid-nodular hyperplasia, non-specific colitis, and pervasive developmental disorder in children', *The Lancet*, 375 (9713), p.445, doi.org/10.1016/S0140-6736(10)60175-4

的作用達成共識。睡眠障礙既可以引發免疫功能變化，也可以使這些變化持續發生，因此目前尚無法確定ME/CFS中的任何免疫變化究竟是該病症的原因、結果還是續發性症狀。對ME/CFS領域中所提出之免疫異常的詳細回顧已經超出本書討論範疇，但如果你對這個主題的內容感興趣，希望多讀一些，我們在第235頁的「延伸閱讀與參考資料」中列出了一篇朱莉亞‧牛頓（Julia Newton）教授所著的優秀概述。

粒線體功能障礙

粒線體是一種稱作胞器的微小顆粒，自動存在於幾乎所有生物的活細胞中——不論是人類、動物或植物。它們為細胞提供能量，並將其儲存在名為三磷酸腺苷（adenosine triphosphate，簡寫為ATP）的小分子中。有跡象顯示ME/CFS可能至少有部分是因後天的粒線體功能障礙所引起。還有些研究報告表示有ATP生成異常、粒線體損傷增加以及一些產生能量的代謝途徑受損等現象。[9]

9　C. Tomas and J. Newton (2018), 'Metabolic abnormalities in chronic fatigue syndrome/myalgic encephalomyelitis: A mini-review', *Biochemical Society Transactions*, 46 (3), pp.547–53, doi.org/10.1042/BST20170503

英國醫師莎拉・邁希爾（Sarah Myhill）與其同事曾發表並推廣一種稱為粒線體能量量表的測試方式，據說該測試的結果既能顯示出所有慢性疲勞症候群患者都有粒線體功能障礙，又能證明粒線體功能障礙的程度與 ME/CFS 的嚴重程度之間存在顯著相關性。使用該測試發現粒線體功能障礙的人可以接著從邁希爾醫師那裡購得補充劑，據說這些補充劑可以改善粒線體功能障礙。然而，朱莉亞・牛頓教授的研究小組在隨後進行的研究顯示該量表無法區分健康群體與慢性疲勞症候群患者，因此不應以此作診斷。[10]

不過，牛頓教授也提出了 ME/CFS 中確實在某種程度上有粒線體功能障礙的證據，儘管該研究的患者（38 名）與對照組（12 名）人數相對較少，而且沒有納入任何因其他病症而無法移動的人進行對照。因此，這點同樣也需要重複檢驗，而且兩者之間也沒有建立因果關係。整體而言，雖然大家很想就此爭論——許多人也確實爭論著——粒線體功能障礙是 ME/CFS 的原因，也是許多這種疾病的患者自述感覺像是電池沒電的原因，但從科學的角度，我們認為在確定

10　C. Tomas et al. (2019), 'Assessing cellular energy dysfunction in CFS/ME using a commercially available laboratory test', *Scientific Reports*, 9 (1), doi. org/10.1038/s41598-019-47966-z

粒線體功能障礙是否與 ME/CFS 有任何因果關係之前，還有一段路得走。

乳酸性酸中毒

還有一個與 ME/CFS 相關的研究領域涉及骨骼肌細胞的酸中毒，這可能是運動過程中肌肉內的胺基酸代謝產生的乳酸堆積所致。這個想法來自於一篇刊登於 1984 年《刺胳針》期刊上的病例報告，該病例報告深具影響力，其中提及一名患有病毒後疲勞[11]的研究參與者在長時間運動後出現嚴重的早期肌肉酸化。這導致該作者推測其疲勞是基於異常的乳酸積累所引起。

日後的研究各有相異之處，但並不是全都能再現《刺胳針》上論文的發現，有幾份研究發現患者的乳酸反應沒有異常。有一份 1990 年的小型研究針對運動後的慢性疲勞症候群患者進行，結果顯示血中乳酸濃度出現顯著升高，但最近對 ME/CFS 骨骼肌的全面分析（測量細胞內 pH 值、乳酸濃

11　D. L. Arnold et al. (1984), 'Excessive intracellular acidosis of skeletal muscle on exercise in a patient with a post-viral exhaustion/fatigue syndrome: A 31P nuclear magnetic resonance study', *The Lancet*, 1 (8391), pp.1367–9, doi.org/ 10.1016/ s0140-6736(84)91871-3

度與粒線體功能）都顯示沒有證據表示慢性疲勞症候群患者的骨骼肌細胞異常。[12] 所以這與前述多點相同，還需要許多研究小組進一步進行研究，解開乳酸與其他代謝途徑在慢性疲勞症候群中的作用。

荷爾蒙與 ME/CFS

學界一直以來都對荷爾蒙相關因素可能構成或解釋 ME/CFS 的部分或全部徵象的想法很感興趣。畢竟，疲勞是內分泌（荷爾蒙）疾病的常見結果，諸如甲狀腺功能低下或艾迪森氏病（Addison's disease）——腎上腺衰竭且無法分泌人體主要的壓力荷爾蒙皮質醇都會引起疲勞。

已經有大量關於慢性疲勞症候群患者的下視丘－腦下垂體－腎上腺軸（HPA 軸）的研究完成發表，但其中有許多不僅規模較小，研究品質也不佳。雖然有相互矛盾的資料存在，但患者的皮質醇似乎確實有輕微減少，HPA 軸對刺激的反應也有受損，也有皮質醇反應較遲緩的狀況（我們預期皮質醇濃度會隨著各種壓力源而升高，如慢性壓力、藥物影響

---

12 Tomas and Newton (2018), 'Metabolic abnormalities in chronic fatigue syndrome/myalgic encephalomyelitis', doi. org/10.1042/BST20170503

或腦下垂體／腎上腺過度活躍等）。然而，尚無確切證據證
明這些變化為慢性疲勞症候群所特有，也無法證實這是慢性
疲勞症候群的原因而非結果。

對於將氫化皮質酮作為慢性疲勞症候群的療法已進行過
研究，但結果並不鼓舞人心。其中一項研究將氫化皮質酮或
安慰劑開給70名慢性疲勞症候群患者，運用全球健康量表
（global health scale）評估顯示有適度改善，但疲勞或失能
症狀則無明顯好轉。在這份研究中，有三分之一服用氫化皮
質酮的患者在研究期間承受腎上腺受到顯著抑制的風險，而
這是種可能危及性命的併發症。[13]

第二項研究使用較低劑量的氫化皮質酮，該研究顯示接
受治療的患者疲勞分數顯著降低，且沒有發生腎上腺抑制的
狀況。[14]然而，這些正面影響很快就消退，一般認為該治療
的風險超過其益處。

另外，還有一項英國研究針對接受認知行為療法的70

---

13 R. McKenzie, A. O'Fallon, J. Dale, M. Demitrack et al. (1998), 'Low-dose hydrocortisone for treatment of chronic fatigue syndrome: A randomized controlled trial', *Journal of the American Medical Association*, 280 (12), pp.1061–6, doi. org/ 10.1001/jama.280.12.1061

14 A. J. Cleare, E. Heap, G. S. Malhi et al. (1999), 'Low-dose hydrocortisone in chronic fatigue syndrome: A randomised crossover trial', *The Lancet*, 353 (9151), pp.455–8, doi:10.1016/ S0140-6736(98)04074-4

名慢性疲勞症候群患者進行分析，發現患者的疲勞和失能有
所改善，分泌的皮質醇增加，腎上腺對刺激的反應能力也有
所恢復。該研究的作者表示，ME/CFS中的荷爾蒙功能障礙
可以透過認知行為療法達到至少部分逆轉，這或許是由於該
治療可以逆轉睡眠中斷和高度壓力等因素，而這些因素可能
在造成HPA軸的功能障礙占有一席之地。[15]

　　目前尚無荷爾蒙治療受到批准或獲得用於治療慢性疲勞
症候群的許可。我們經常遇到慢性疲勞症候群患者提出辯駁
表示，雖然他們的荷爾蒙測試結果——多為三碘甲狀腺胺酸
（T$_3$）和甲狀腺素（T$_4$）濃度——以及調節體溫、新陳代謝
與心率都在一般正常範圍內，但這些數值都接近正常範圍的
下限。他們假設或許在自己生病前這些數值會在正常範圍內
較高的位置，因此對他們來說目前的數值太低了，應該接受
甲狀腺素補充劑，提高濃度到正常範圍內偏高的程度。

　　這個論點並沒有考慮到人的各種徵象（包括血壓、脈
搏、體溫和荷爾蒙）不論是在二十四小時內，或是在幾天、
幾週和幾個月內，都會有顯著的變化。

---

15 A. J. Cleare, A. Roberts, A. Papadopoulos et al. (2004),　'Cognitive behavioural therapy normalises HPA axis dysfunction in chronic fatigue syndrome'，*European Neuropsychopharmacology*, 14 (3), p.389, doi.org/10.1016/S0924-977X(04)80581-9

從我們的經驗來看，這就是走進治療的死胡同裡了，包含非專業人士參與的實證臨床指引也同樣不支持使用甲狀腺素治療慢性疲勞症候群。

心理因素

心理因素對於慢性疲勞症候群的作用是整個醫學領域中最具爭議的議題之一。

許多患者會以最強烈的形式反對心理因素可能與慢性疲勞症候群存在任何關係的建議，尤其是罹病多年且受到重度影響的患者。

他們之中也有不少人嘗試過心理治療和抗憂鬱藥，卻發現沒有成效，因此他們拒絕接受普遍上來說心理因素與慢性疲勞症候群有關的想法，或至少不接受這兩者在自己身上有關聯。還有些人認為，正是因為許多內科醫師與精神科醫師認為心理因素對慢性疲勞症候群有重要性，所以該疾病才會一直缺乏生物醫學研究的資金，要不是因為這樣，現在的生物醫學研究應該已經找出慢性疲勞症候群在身體上的基礎原理與其治療方式了。

正如我們接受慢性疲勞症候群是一種實際存在的疾病、會隨機性地對患者造成顯而易見的影響，還可能改變生活、

使人失能並持續存在，我們也可以理解為什麼有許多人忽視心理因素在其中的作用。事實上，考量到全球有大量慢性疲勞症候群患者——僅在英國就有25萬人，在美國估計有250萬——就會震驚於此疾患這些年來竟然一直缺乏政府或企業贊助的大規模研究，直到最近才有所轉變。ME/CFS 領域中已發表的研究有很大一部分由患者團體資助，想到其中有許多人無法工作，我們認為這點實在有點悲劇性。我們也承認，「將慢性疲勞症候群視為一種受心理因素影響不小的疾病，從而導致現在這種情況」的說法也並非不可能。

同時，根據我們在臨床實務的經驗，當我們見到初診斷為慢性疲勞症候群的病人時，他們往往沮喪又痛苦。這也並不足為奇。若設身處地，我們完全可以想像罹患一種持續存在、可能導致高度失能且對多數人會降低或喪失其獨立性與謀生能力的疾病是多麼艱難的處境。接著他們會得知自己所患的疾病沒有可供診斷或確診的檢驗，許多人（包括醫師）從未聽說過或不相信它存在，指南還指出沒有治療或治癒的方法，這對一個人來說完全是場災難。

我們看到許多患有早期慢性疲勞症候群的人，因為自身情況所懷抱的一連串擔憂，也是完全合理：醫生有沒有弄錯什麼？我會好起來嗎？我還能指望正常的生活嗎，比如工作、家庭、度假？我該如何向我的學校或雇主解釋這件事？

我會被裁員嗎？我該怎麼付清貸款？我會終生臥床不起嗎？

　依我們的經驗，諸如此類的擔憂很普遍，也確實正常。我們的經驗也顯示出這些理性的憂慮可能會走向失控，導致睡眠品質和情緒持續性低迷，從而使慢性疲勞症候群惡化。

　事實上，作為經常治療慢性疲勞症候群患者的醫師，我們總是在確認病人是否存在明顯的情緒或睡眠障礙，將此作為我們可以進行治療的目標。這麼做並不是因為我們認為疲勞僅是虛構，又或者心理治療能使疲勞消退，而是因為慢性疲勞症候群引發的焦慮或失眠會導致惡性循環，影響身體健康，而且通常會發展為「多重症狀困擾」（一種患有較嚴重廣泛性焦慮障礙的人會同時出現多種身體症狀的狀況）。根據我們的經驗，這些症狀通常很適合進行心理治療，也可以迅速、大幅改善幸福感。當我們對新的慢性疲勞症候群患者進行評估時，我們會試著為他們面臨的狀況訂出一個患者和醫師都能理解的解釋模式。通常我們會考慮運用「3P」：

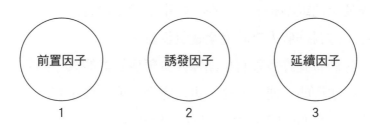

關於因果關係的理論：「3P」

　　讓我們回到第一章中提到的其中一位個案，看看3P可以如何運用。

　　讓我們回想一下特許公認會計師尼什（參見第37頁），他在出現與工作相關的壓力和焦慮後不得不請假，但在回去上班後的第二年又患上了淋巴腺熱，對他又是一次挫折。最終他不得不搬回父母身邊，臥床不起且出現自殺傾向。

　　現在讓我們使用3P的方式更詳細地檢視尼什的案例：

1. **前置因子**：尼什的案例中，主要前置因子是在他患上病毒性疾病前，因工作壓力導致的憂鬱與焦慮發作。已知有焦慮和憂鬱史並不會增加受到病毒感染的風險，但會延長因相關原因而疲勞的時間。[16]

    但有件事得澄清，並非每位有焦慮或憂鬱病史的人都會得到病毒後疲勞，而且無焦慮或憂鬱病史也仍可能得到病毒後疲勞和慢性疲勞症候群，只是這兩種病症同時發生的比例比我們預期得還要高。

2. **誘發因子**：在尼什的案例中，誘發因子非常明確。他

---

16 M. Hotopf, N. Noah and S. Wessely (1996), 'Chronic fatigue and minor psychiatric morbidity after viral meningitis: A controlled study', *Journal of Neurology, Neurosurgery and Psychiatry*, 60 (5), pp.504–9, doi.org/10.1136/jnnp.60.5.504

的遭遇十分不幸，在嚴重的焦慮和憂鬱發作後不久又感染人類皰疹病毒第四型（EBV），這導致他當時特別容易罹患此症。

人類皰疹病毒第四型顯然是種病毒而非心理健康問題，如果他沒有感染這種病毒，也沒有其他合理因素會導致罹患慢性疲勞症候群。

3. **延續因子：**了解到延續因子未必與誘發因子相同十分重要，因為如果沒有注意到兩者不同的話，可能會導致患者接受不適當的治療，比如既無證據又無效果的抗微生物藥物治療。

我們看到的最常見的延續因子之一（正如尼什的案例）是睡眠障礙。這是慢性疲勞症候群的常見併發症，在較嚴重的患者身上尤其如此。其症狀表現可能為過度睡眠，例如我們遇過每二十四小時睡眠超過十八小時的患者；幾乎完全失眠；睡眠中斷，如白天睡四到六小時，晚上再睡兩到三小時；或是時間適當但品質低的無恢復性睡眠（nonrestorative sleep）結構。

並非每個患有慢性疲勞症候群的人都有這些類型的睡眠問題，但對於那些遇上這些問題的人來說，認知行為療法可以大幅影響他們的睡眠效率，最終也能改善其疲勞。睡眠效

率是指在床上時入睡的時間百分比，最能恢復活力的模式應超過 90％。針對失眠而言，認知行為療法是目前最有效的治療方式，而且沒有藥物副作用和成癮風險。[17]

　　另一個在尼什的案例呈現出的特點是慢性疲勞症候群造成的心理困擾。罹患此症的人整體預期壽命與其他人並無不同，遺憾的是自殺風險卻增加了六倍。[18]受慢性疲勞症候群嚴重影響的人往往心理困擾的程度也很高，而這並不令人意外。即使疲勞持續存在，為病症衍生的焦慮和憂鬱尋求協助並接受治療對病人也會有顯著助益。

　　在尼什的精神健康狀況惡化的同時，我們也在他身上看見身體狀況的大幅惡化，最終導致他多數時間都維持躺平。雖然我們可以理解這個選擇，因為姿位性耐受不全是他重度慢性疲勞症候群的徵象之一，可以透過躺下、身體維持水平以及避免所有活動來緩解，但不幸的是，這麼做只可能會讓

17　M. D. Mitchell, P. Gehrman, M. Perlis et al. (2012), 'Comparative effectiveness of cognitive behavioral therapy for insomnia: A systematic review', *BMC Family Practice*, 13 (40), doi.org/10.1186/1471-2296-13-40

18　E. Roberts et al. (2016), 'Mortality of people with chronic fatigue syndrome: A retrospective cohort study in England and Wales from the South London and Maudsley NHS Foundation Trust Biomedical Research Centre (SLaM BRC) Clinical Record Interactive Search (CRIS) Register', *The Lancet*, 387 (10028), pp.1638–43, doi.org/10.1016/S0140-6736(15)01223-4

這個症狀持續下去。

對身體症狀的過度警覺對慢性疲勞症候群無濟於事，事實上，這還會使疾病惡化──正是出於這個原因，在我們的經驗中，症狀日記、睡眠應用程式與手錶式心率監測器帶來的結果總是禍福參半。

雖然尼什可以藉由保持平躺避免引發症狀進一步惡化，但治療目標還是在他認為自己準備好時，在跨領域團隊的支持下試著解決身體不活動的問題。雖然慢性疲勞症候群患者進行活動會有勞動後倦怠的風險，但有明確的證據（正如我們在第二章中所見）已經表明姿位性耐受不全──尤其是姿勢性心搏過速症候群──可以透過從躺著進行的身體活動著手並得到改善。

慢性肌肉骨骼疼痛症狀的延續因子

在我們兩人的臨床經驗中，在疲勞之外還經常見到患有慢性肌肉骨骼疼痛的患者。事實上，正如我們在前文中所說，許多慢性疲勞症候群病患也會經歷慢性疼痛症狀，這若不是因為肌肉疼痛是慢性疲勞症候群其中一項重要徵象，就是因為他們有共病症（其他同時發生的病症）如纖維肌痛或過度可動類群障礙。那麼，我們可以從這些慢性疲勞症候群

患者可能發生的症狀中學到什麼呢？

　　首先，不僅慢性疲勞症候群，痛苦、憂鬱和焦慮對任何長期病症來說都是常見的反應，約40％的發炎性風濕免疫病症（如類風濕性關節炎、僵直性脊椎炎和乾癬性關節炎等）患者都會出現這種反應。現在公認檢測和治療這些心理健康問題是管理這些長期病症的最佳實務做法，也可以顯著改善患者生活品質。

　　肌肉骨骼疾病的預後，實際上包括許多其他疾病的預後都受到心理因素的強烈影響。舉例來說，導致腰痛的肌肉骨骼扭傷是種常見的病痛，有70％的人會在成年後的某個時刻發生。這種幾乎無所不在的現象由身體上的問題引起，例如肌肉、肌腱或韌帶扭傷，但治療結果如何有很大一部份取決於對身體傷害的心理反應。多國學者已經證實了幾項可以預期腰痛恢復結果不佳的患者的主要信念，包含：

- 認為腰痛是因為脊椎疾病進展所致。
- 認為這種腰痛有害或會導致嚴重失能。
- 認為避免活動有助於康復。
- 有情緒低落和退出社交的傾向。
- 期望被動治療而非主動自我管理可以達到治療成效。

確定這些信念和行為並不是要以此減少或消除腰痛患者

的疼痛體驗：疼痛真實存在。然而有證據顯示，如果可以辨識並解決這些因子，通常就可以達到有效康復。這是最近提供腰痛患者建議的理論基礎——儘管疼痛可能多少還是會持續存在，但還是要儘量保持活動與樂觀，而非平躺數週或數月直到恢復（這是約1990年以前提供患者的建議）。

　　對這些不良預後心理因素的理解也是構成跨領域疼痛管理計畫的基礎，這些計畫由醫師、專科護理師、物理治療師、職能治療師和心理師合作制訂，協助背痛患者在疼痛持續存在的同時改善患者的身體功能。結果證明，儘管最初的症狀（在本例中為腰痛）經常持續存在，但這種計畫在恢復功能方面比其他所有治療（包括藥物與手術）都要有效。[19]

　　有個類似的方法具有實證基礎，也推薦運用於治療纖維肌痛和其他形式的慢性肌肉骨骼疼痛。[20]在協助慢性疲勞症候群患者的計畫中，所推薦的專業人員性質與跨領域組合都和前例相同。[21]

---

19 NICE (2020), 'Low back pain and sciatica in over 16s: Assessment and management', www.nice.org.uk/guidance/ng59

20 NICE (2021), 'Chronic pain (primary and secondary) in over 16s: Assessment of all chronic pain and management of chronic primary pain', www.nice.org.uk/guidance/ng193

21 NICE (2021), 'Myalgic encephalomyelitis (or encephalopathy)/chronic fatigue syndrome: Diagnosis and management', www.nice.org.uk/guidance/ng206

　　攤牌老實說吧，我們不認為慢性疲勞症候群是一種想像出來的症狀或心理疾患。然而，在我們的經驗，雖然許多人在心理上對他們的病症適應良好，也不需要心理治療，又或者未因接受心理治療而改善病況，但隨著時間推移，出現持續性疲勞或疲勞程度惡化的人中還是有不少人表現出心理困擾與睡眠障礙的顯著跡象。跨領域團隊的支持性療法可以處理患者的心理因素並指導患者如何管理這些因素，儘管疲勞通常多少還是持續存在，但這個療法還是能帶給患者重大影響。

　　我們認為系統性辨識和治療慢性疲勞症候群中的心理因素是必要的措施，這也是基於實證的指南（如2021NICE指南）所推薦的作法，而非像某些人所說的是「醫療煤氣燈操縱」。恰恰相反，這是種負責任、抱有關懷、以病人為中心的作法，而且根據我們的經驗，這通常也是有效的現代臨床照護方式。

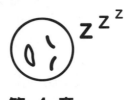

第 4 章
自我管理策略

「自我管理」是個專有名詞，表示學習並實踐一整套技能和策略來管理我們自身的健康和福祉。這對我們每個人都有用處，可以以此引導自己的生活方式，這個做法對於從慢性疼痛到癌症、慢性疲勞症候群等的各種疾患特別有幫助。當人已經患上慢性疲勞症候群時，學習並運用自我管理技巧既能提高康復的機率，也可以讓自己的生活在症狀持續的狀況下盡可能過得充實。

什麼是自我管理？

在貝弗利協助慢性疲勞症候群患者的二十五年職涯中，總會問患者認為自我管理與什麼相關，並以此向他們介紹自我管理的概念。答案五花八門，下圖列出了多年來她從這個問題得到的回答。看看其中強調的能力與技巧，想想你在生活中用過哪些呢？是不是已經知道哪些項目對你自己有效呢？又有哪些項目還需要更密切的關注呢？

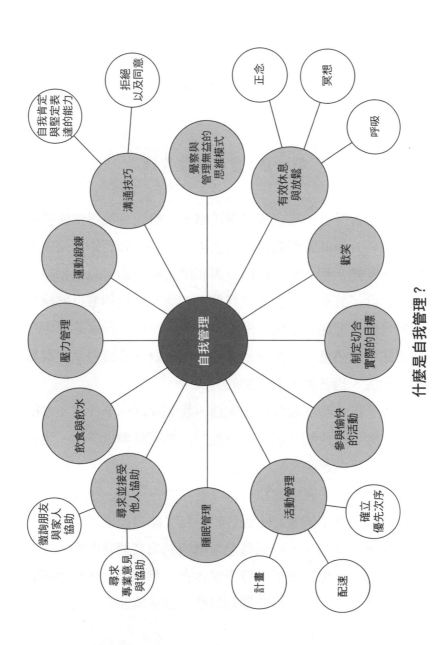

什麼是自我管理？

我們將在後文討論表中提到的各種術語——如飲食、鍛鍊、睡眠品質和溝通技巧，但現在讓我們先將焦點放在「活動管理」上吧。

第一步：實行活動管理

活動管理是一種自我管理策略，一般包含使慢性疲勞症候群患者分析並管理對自身有價值的活動，如認知、情感、社交與身體活動。這與提前計劃和確定優先順序息息相關，但也包含了許多慢性疲勞症候群患者認為有用卻難以熟練掌握的策略：配速。那麼「配速」這個詞到底是什麼意思呢？在最簡單的語意中，配速是其中一種應對慢性疲勞症候群影響的做法，指各種拆解活動的方式。

為了進一步理解什麼是配速，我想探討一下什麼不是配速。右圖可以說明我們一般所說的活動高峰與低谷期，也就是行為程度的起落。

一般來說，在症狀沒有那麼嚴重的日子裡，患者會想做更多活動，把事情做好，也許也是為了讓自己感覺「正常」吧。接著在當天、下一天甚至當週晚點的某個時間點，症狀會開始惡化，你也不得不停下來休息。然而這段休息時間對你來說並不平靜；這段時期你的活動很少或甚至沒有，而且

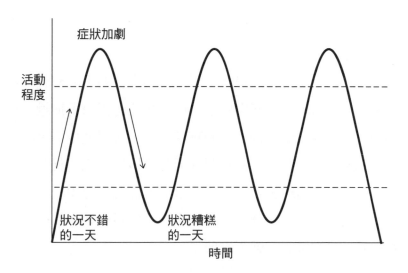

行為程度的起落

你在身體上或情緒上都可能一蹋糊塗。再過一段時間，等症狀減輕時，做更多事的誘惑又回來了。

行為程度如此起落，主要是由症狀的嚴重程度變化所致，而這也導致你難以預測自己未來能做到哪些事或可以計劃進行哪些活動。配速是種通俗的用詞，意指使每天的活動量更平衡，避免達到高峰，從而減少低谷的發生率，如圖中的虛線所示。配速有各式各樣的理論與技巧，但根據我們的經驗，一開始從提升你自己管理當下日常活動的自我覺察起步還是最為重要。

第二步：建立自我覺察

你會如何建立自我覺察？對於我們自己的生活來說，我們說不定是個差勁的歷史學家。如果我們有天過得很糟，可能回顧起來也會覺得過去一週糟糕透頂，感覺就像這段時間內一點成就也沒有。如果我們那天還算愉快，或許就會回憶起一週內所做的所有正面積極的事情。因此，運用一些方法記錄我們實際做了什麼、思考我們為什麼這麼做，然後再開始嘗試不同的做法，就很重要了。

最常見的方法是寫日記。貝弗利通常會請患者記錄一週內每天、每小時都在做什麼：其中必須包括身體上、心理上與社交上的活動、休息，當然還有睡眠。用不同的顏色標出你的活動是放鬆的、高耗能的還是低耗能的，有助於了解你一天下來或整週的活動規律。貝弗利建議使用綠色代表休息、紅色代表高耗能、黃色代表低耗能；如果你想再分出中耗能的活動，請用橘色。對自己的活動作出的分類因人而異；例如，我就發現坐在電腦前填寫電子表格非常耗能，但我二十二歲的兒子表示這對他來說是低耗能的事，此外，不太專心地看一檔電視節目可能是件低耗能的事，但看心理驚悚類的影劇就可能高度耗能，而與你的親密好友喝咖啡可能是低度耗能，但遇到工作同事就可能耗掉大半能量了。你的

日記看起來可能像這樣，不過會再加上顏色：

日記格式範例

時間	週一	週二	週三
午夜－早上1點	就寢	就寢	滑手機
早上1點－2點	就寢	就寢	就寢
早上2點－3點	就寢	就寢	就寢
早上3點－4點	醒來後在屋內走來走去	醒來，反思當日種種	就寢
早上4點－5點	繼續睡	就寢	就寢
早上5點－6點	就寢	就寢	就寢
早上6點－7點	就寢	就寢	起床吃藥，試著繼續臥床休息
早上7點－8點	沖澡與著裝	沖澡與著裝	起床沖咖啡
早上8點－9點	吃早餐	吃早餐、驅車上班	看電視，休息
早上9點－10點	遛狗	工作	休息
早上10點－11點	輕度家務	工作	著裝

時間	週一	週二	週三
早上11點－正午	喝咖啡，稍作休息	工作	清空洗碗機、收拾整潔
正午－下午1點	看電視	工作	休息
下午1點－2點	製作三明治後吃掉	午休，吃自助餐	吃午餐，然後睡著了
下午2點－3點	戶政事務所	工作	稍微散步十分鐘，然後休息
下午3點－4點	打掃浴廁	工作	休息
下午4點－5點	喝茶，稍作休息	工作	看雜誌
下午5點－6點	準備晚餐、切菜	驅車返家，喝杯茶，稍坐一會	看電視
下午6點－7點	伴侶回家，間聊當日瑣事	準備晚餐	準備晚餐、用餐
下午7點－8點	吃晚餐、洗碗	吃晚餐與間聊	洗碗、休息
下午8點－9點	看電視	聽點音樂	和朋友講電話，然後休息
下午9點－10點	看電視	準備就寢	看電視
下午10點－11點	準備就寢	在床上閱讀	上床休息
下午11點－午夜	就寢	就寢	睡不著，滑手機

在填完活動日記後可以問自己以下這些問題，有助於你配速：

- 我白天有時間休息嗎？
- 我休息時在做什麼？
- 我在停下來休息前進行了多少高耗能活動？
- 我有沒有哪幾天做的事特別多？
- 在忙碌的一天後，我通常會需要平靜休息一天嗎？實際上有沒有這麼安排呢？
- 我的睡眠時間和起床時間有多固定不變？
- 我白天會睡覺嗎？
- 我正在做的事與我的休息或睡眠需求之間是否存在關聯？

此時，這些問題僅是在幫助你回顧日常活動。不過，希望當你的自我覺察逐漸提升後，你也可以考慮做點改變。

第三步：決心做出改變

以下對貝弗利過去看診過的患者進行的個案探討，用意在說明自我覺察的發展以及隨之願意做出改變的決心。

彼得，45歲

　　慢性疲勞症候群的症狀已經干擾彼得九個月了。他是一名全職資訊科技顧問，從早上八點三十分開始工作，到下午三點時已經筋疲力竭，無法繼續工作，還常常需要接著睡一個小時。

　　他把所有會議都排到早上，因為他覺得這是自己的大腦最能發揮作用的時候。彼得對於症狀沒有任何改善沮喪萬分，也擔心老闆會注意到自己的異常。

　　當他填完為期一週的日記後，我們可以從中確認他每天都將所有活動塞在上午八點三十分到下午三點之間，甚至週末也是如此。他很少停下來午休用餐，經常在Zoom線上會議中一坐就是幾個小時，而晚上就幾乎什麼事情也不做。

　　我問彼得他有沒有覺得是自己的行為安排導致下午三點後的疲勞，也就針對他一直在進行連續七個小時不間斷的高耗能腦力活動這點進行討論。彼得對此有所反思，決定試著每小時都休息一下——他會稍微站起來，不看螢幕幾分鐘。此外，他現在會在上午十點左右稍作十分鐘的休息，也會午休一小時。他還同意一天內不會安排超過兩次Zoom線上會議。

　　彼得的疲勞並沒有馬上好轉，但他堅持住這些改變，並在往後幾週逐漸發現自己下午三點時不再像過去那麼疲憊；事實上，他下午三點時再短暫休息一次，就可以回到辦公桌前持續工作到下午四點三十分。隨著日子一天天過去，他在晚上進行的活動愈來愈多，這也反映出他在工作與生活之間的平衡日漸改善了。

艾蜜莉，32 歲

　　艾蜜莉的慢性疲勞症候群症狀已經出現十八個月了。在這些症狀出現前，她有一份全職工作，幾乎每天早上都會去健身房，也喜歡社交。自從發病以來，她就一直在待業，也注意到自己在身體、心理與社交方面能做的活動都漸漸減少。

　　艾蜜莉的日記顯示她幾乎大半日子都僅有低度活動，早上很晚起床，下午三點左右會睡一兩個小時，然後從晚上九點開始再次入眠。

　　她記錄到一週內外出了兩次：一次是在週六晚間與幾位朋友共進晚餐，另一次是在週三左右去購物，她的那天過得還不錯。兩次她都出門了五個小時。

我問艾蜜莉她是否認為這些高耗能活動會影響到她的症狀。她說當時她覺得還好，但對於第二天早上感覺有多糟感到訝異。她能意識到在社交活動後有此反應並不稀奇，但她仍渴望繼續這些活動，因為她覺得這對自己的心理健康十分重要。

錫安，20歲

錫安的症狀已經出現兩年了。她現在就讀大學二年級，主修歷史。日記顯示，她週一至週三的活躍度很高，但到週四開始明顯下降。週五、週六、週日的活動程度更是降到極低。錫安也表示自己醒來的時間會在一週內一天比一天更晚。

她說自己大部分的課都排在每週的開頭，這是這幾天活動程度高的主因。她也表示自己會在這幾天參加更多社交活動，與大學朋友同樂，因為週末時可能需要休息。錫安發現每週前幾天的活動積累可能會導致自己在每週後幾天出現症狀。

她回顧了自己的時間表、向授課教師與朋友尋求協助與支持，進而將一週行程做出更有效的配速安排。授課教

師同意將一些課程的錄影發給她，這樣她每週都能晚幾天再看。朋友們也答應週末到她家附近拜訪她，錫安也因此更平衡自己的生活。

上述三段案例探討中，詳盡呈現出提高自我覺察與決心做出一些改變，而這些轉變或許對慢性疲勞患者有所助益。這三人都用日記反思日常活動，也能從中留意到生活中的無益行為，再以此決定自己願意做出哪些改變：彼得透過定期休息調整每天的活動步調；艾蜜莉減緩了自己的高耗能活動以降低過勞與症狀惡化的可能性；錫安則向朋友與授課教師求助以將各個活動分散在整週中。

睡眠

上述案例探討較側重日間活動的管理，但或許還能做出一些改變，像是解決睡眠問題也是自我管理不可或缺的一部分。日記範例涵蓋了二十四小時，你可以將睡眠時間記錄在內。有不少找我就診的患者都認為時間更長、品質更好的睡眠是減輕疲勞的關鍵。雖然我不認為這是唯一的解方，但解決睡眠問題的確是控制症狀必不可少的一環。

　　我第一次進一步了解與睡眠相關的知識還是在二十歲出頭時，那時我還很容易入眠，而我驚訝地發現我們並不是一碰到枕頭就進入深度睡眠，也不會整夜都安然熟睡。當我進入生命中睡眠更飄忽不定的階段時，對睡眠科學相關知識有點了解實在幫上了大忙。三十歲出頭時我經常在凌晨兩點醒來，也常因此焦慮，而我發現了解睡眠階段特別有助於減少這方面的焦慮。那時我很可能已經睡完兩個完整的睡眠週期才在淺眠階段醒來，而這時恢復意識並不奇怪。知道這段短暫的清醒時間不會影響我的睡眠品質後，我不再那麼焦慮，能夠放鬆下來，也更容易重新入睡。

　　睡眠的各個階段如下圖所示：

- **第一階段**：這階段僅是打瞌睡，通常只持續幾分鐘。身體此時尚未完全放鬆，很容易被吵醒。如果未受打擾，你會接著進入第二階段。
- **第二階段**：身體此時會進入更加放鬆的狀態，體溫下降的同時，呼吸、心率和腦部活動都會減慢。此階段會持續十至二十五分鐘。
- **第三階段**：當我們進入深度睡眠時，心率和呼吸會持續減緩，身體也進一步放鬆。此階段會持續二十至四十分鐘。

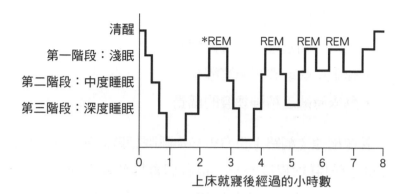

清醒
第一階段：淺眠
第二階段：中度睡眠
第三階段：深度睡眠

*REM　REM　REM REM

0　1　2　3　4　5　6　7　8
上床就寢後經過的小時數

* 快速動眼（REM）睡眠：作夢的睡眠階段，
大腦在此時最活躍，會在此階段處理並加強
記憶。

典型的八小時睡眠週期

- **快速動眼（REM）睡眠：**除了控制眼睛和呼吸的肌肉外，此時全身所有肌肉都處於暫時麻痺的狀態。我們可以在此階段體驗生動的夢境。REM睡眠的持續時間會隨著夜晚時間過去而逐漸增加。

慢性疲勞症候群患者最常見的睡眠相關困境是：

- 失眠──難以入睡
- 過度嗜睡──在二十四小時中睡了十六個小時以上

- 白天打瞌睡
- 睡眠時間延遲甚至晝夜顛倒
- 睡眠中斷或整夜頻繁醒來
- 醒來時缺乏精神煥發的感覺

就像配速，網路上也有很多與睡眠相關的資訊。每個人想找的資訊詳細程度不一，但我們會推薦國家睡眠基金會（Sleep Foundation）和sleepOT.org網站（請參閱第233頁的「延伸閱讀與資源」）給那些偏好大量資訊的人，其中列有最新的睡眠科學相關資訊以及自我管理的技巧。

如果有人比較偏好將大量睡眠相關的可用資訊梳理為可以快速看過的概要，那麼這些人應該將以下建議納入考量。

三個令人睡得更好的方法

1. 定好你體內的生理時鐘：每晚在同樣的時間入睡，每天早上在同樣的時間起床，這個習慣早晚都會讓你更容易入睡與起床。身體會學著預期在一天內的特定時間入睡，並在特定時間醒來。就算是改動正常就寢時間一小時也會增加入睡難度——你可能在時鐘向前或向後撥一小時的時候就注意到這點了。再次建立我們體內的生理時鐘

可能需要長達一週的時間。貝弗利的丈夫覺得她
嚴格遵守就寢時間和起床時間的態度很有趣，但
她的身體就是預期晚上十點睡且不喜歡在早上七
點前起床。她的患者中也有不少人發現這種嚴格
遵循的態度頗有助益。不過，有些人還是選擇有
點變化，尤其在週末。可以做個實驗，看看什麼
方法最適合你。不過，請確保你進行任何改變時
堅持了夠長的時間，才能確認這些改變是否有所
助益。你的生理時鐘也會受到光線影響。試著在
早晨照到一些陽光吧；如果你無法出門，也請試
著在可以照到朝陽的房間裡坐著。

2. 改善你的睡眠驅力：你的「睡眠驅力」（入睡的
可能性）是否增加是由一種叫做腺苷的化學物質
所控制。這個物質會在白天我們清醒時逐漸累
積，並在我們醒來約十四至十六小時候達到峰
值，從而引發睡眠。白天打瞌睡會降低腺苷濃
度，進而延遲晚上入睡的時間。

3. 睡前放鬆：身體得處於低度警醒狀態才最好入
眠。心懷憂慮、睡前爭執、咖啡因、強光、噪音
吵雜、過度刺激與運動鍛鍊都會讓人更加清醒，
因此睡前避免接觸這些事並訂出特定的放鬆流程
將有助於你入眠。想想你入睡的環境，讓環境愈

舒適愈好，盡可能在其中保持最適合你的溫度。
此外，也儘量不要在臥室裡工作——把它當睡覺
的地方就好。不過有件事值得一提——睡前性行
為確實有助於入眠。

休息與放鬆

我在本章中想強調的最後一項自我管理要點是高品質的
休息與放鬆有多麼重要。在你的日常生活中納入高品質的休
息似乎是個顯而易見、不需多言的建議，但這對部分患者來
說其實難以實現。作為一名治療師，當我提到「休息」這個
詞時，我的意思是讓身體與精神都休養生息，進入放鬆的狀
態。然而，我有許多患者都會用這個詞描述因精疲力竭而被
迫無所事事的時段。許多人會說自己這時不作體育活動，但
還是會用腦，或許會看電視或閱讀等。我也聽說過不少大腦
在不受活動轉移注意力時反而十分活躍，例如在此時思考、
憂慮和反思等等的例子，而這種狀態並不能稱之為休息。

取得高品質的休息是一項多數人都需要學習與練習的技
能。有許多應用程式旨在協助使用者休息與放鬆，我們列出
一些值得嘗試的應用程式如下：Insight Timer、Headspace、

Sleepio 和 Calm。不過，可別指望初次聽完就能感到放鬆。還是要嘗試各種應用程式，在其中找到最適合自己的選擇，也要不斷練習。

　　除了嘗試這些較有條理的休息或放鬆方式，也請好好審視你進行的大小事，找出哪些是最令你放鬆的活動。留意自己在進行這些活動時有什麼感受：你是否感到放鬆，或活動後是否精神煥發、精力充沛呢？舉例來說，觀看某一檔電視節目、與好友共度靜謐時光、翻閱一本光澤熠熠的雜誌、提筆繪畫等都可能是使你放鬆的活動。當你確定哪些活動有助於放鬆後，請確保自己每週都優先安排這些事。在高耗能活動後切換到這些更放鬆的活動真的對人大有助益。

　　重點還是要意識到並選擇做出改變──無論是改變管理活動的方式、調整睡眠形式還是學習如何好好休息。而這單憑一己之力並不容易。我們的習慣或既有的處事方式都很難改變。親朋好友或許能助你一臂之力，但如果你無法辨識出自己的行為模式，或是在做出某些改變後不覺得有任何正面變化，尋求專家協助或許會更有用一點。我們將於第十章討論轉診至相關專業服務的事宜。

應用程式幫得上忙嗎？

作為這個社會的一員，我們愈來愈傾向於用手機應用程式與智慧型追蹤裝置測量所有大小事，從我們的飲食到睡眠方式，再到我們的心率、情緒與壓力程度，還有我們每天走的步數。有項分析發現，光是在2020年內，健康與健身應用程式的全球下載量就高達26億次，消費者在付費應用程式上的花費則高達20億美元（即15億英鎊）。[1]如果你患有慢性疲勞症候群，那麼確實需要慎選並慎用應用程式。正如我們在本書稍早所說，對身體症狀的過度警覺可能無濟於事，甚至還可能反而導致狀況惡化。所以要找那些能幫你進行活動管理的應用程式，而非僅作症狀追蹤。

以下是一些我們發現能幫上忙的應用程式：

- Headspace對於壓力和焦慮管理等主題採用引導式冥想。其中會教授關於呼吸、注意力集中與平衡的技巧（免費與付費內容均能在應用程式內取得）。

1　App Annie (2021), 'Pumped up: Health and fitness app downloads rose 30% in a landmark year for mobile wellness', www.appannie.com/en/insights/market-data/health-fitness-downloads-rose-30-percent/

- Sleepio 是一項有實證基礎的計畫，為期六週，旨在藉由認知與行為技巧改善睡眠（線上版和應用程式版的計畫皆須透過訂閱取得，但部分在英國 NHS 就診的患者可免費取得）。
- Insight Timer 內有超過 8 萬個與壓力、睡眠和人際關係等主題相關的免費冥想引導（提供免費和付費版）。
- Calm 也是個好用的冥想應用程式，從入門到進階的所有程度都適用，旨在減輕用戶的壓力與焦慮（提供免費和付費版）。

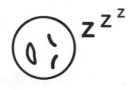

第 5 章

可行的治療：
藥物與補充劑

　　慢性疲勞症候群患者將藥物或補充劑視為一種緩解疲勞、疼痛、記憶力與思維等方面的問題，以及無數其他身體症狀的方式，或許並不足為奇。你可能會在讀相關資料時看見某種特定的藥物或補充劑，會被親朋好友、ME/CFS社群或醫師詢問諸如此類的問題：「你有聽說過⋯⋯？」

　　本章主旨是總結一些在慢性疲勞症候群領域中研究過的藥物療法，協助你評估這方面的建議。

　　已經有許多研究，包含考科藍合作組織（Cochrane）及其他系統性論述，研究調查漸進式運動療法、認知行為療法以及為期三天的個人訓練計劃閃電過程（The Lightning Process）的效果，但這些都帶有爭議，並在2021年NICE指南中進行廣泛審查，且不在本章的討論範圍。

安慰劑效應以及
隨機對照試驗在醫學中的作用

　　要在科學上證明某種治療對某種病症或症狀有效，通常就會進行隨機對照試驗（RCT），將或許有效的治療方式與無效仿品或安慰劑進行比較。這是一道必不可少的驗證，因為大部分的症狀──無論研究的疾患為何──都會對任何介入措施產生具體的「安慰劑效應」。

　　安慰劑效應在藥物方面已經為人所知數十年，但手術介入的安慰劑效應甚至比藥物更強。我們舉個例子來看看。2013 年有項芬蘭研究發表在著名的《新英格蘭醫學期刊》上，其中對 146 名膝關節軟骨退化與破損的患者進行評估，隨機選擇一半的人進行鎖孔手術（當時這是世界上最常見的骨科手術之一）。[1] 另一半人則相對爭議地進行了假手術，受試者被全身麻醉、送到手術室並劃開放入關節鏡（用於在關節內部進行治療的儀器）的切口。然而，這些受試者當時並未接受關節鏡檢查與處置。恰恰相反，他們身上的切口僅

1　R. Sihvonen et al. (2013), ‘Arthroscopic partial meniscectomy versus sham surgery for a degenerative meniscal tear’, *The New England Journal of Medicine*, 369 (26), pp.2515–24, doi.org/10.1056/NEJMoa1305189

接受單純的縫合,再將膝蓋進行包紮,接著病人就醒了。

　　進行臨床評估的團隊和受試者都未被告知每位受試者接受的是關節鏡手術或假手術。結果令人大吃一驚、難以置信,芬蘭團隊發現假手術的結果不僅與關節鏡手術一樣好,在改善疼痛與關節功能等方面的效益也十分顯著,而且研究於術後十二個月結束時,依舊維持這些效果。我們從此研究了解到,對破損的退化性膝關節軟骨進行膝關節鏡手術並沒有比進行假手術更好,但另一方面,假手術在疼痛和關節功能方面都能使病人得到顯著且具有臨床意義的持續改善,這點也令人訝異。

　　現在,你或許會想問,為什麼我們要在一本關於慢性疲勞症候群的書中討論手術的安慰劑效應呢?好吧,某方面來說,這只是為了說明當專業醫療人員試著幫助受症狀影響而痛苦和不便的人時,他們提供的任何介入措施都可能效果斐然。這種「安慰劑效應」既是福也是禍。這是種祝福,因為這表示任何善意的專業照護行為都可能對身有疾患(包括慢性疲勞症候群)的人有所助益。

　　然而,安慰劑效應同時也是個詛咒,因為對於慢性疲勞症候群在進行介入措施後的改善效果是否是介入帶來的結果,還是儘管介入了卻依然發生,又或是無論如何都會改善所以介入措施對恢復與否無關緊要,這些相關性的確認都因

為安慰劑效應而變得極其困難。

　　這個問題既適用於相信特定介入措施有助於他們改善慢性疲勞症候群症狀的患者——這是段他們會希望日後能與其他慢性疲勞症候群患者分享的經驗——也適用於實施介入措施的專業醫療人員，他們通常真心相信自己正在提供幫助。

　　畢竟，應該沒有人會比骨科界更訝異假手術與關節鏡手術對膝關節軟骨破損的患者效果竟然一樣好。這些外科醫生會在術後收到無數患者衷心的感謝、一盒盒巧克力與幾瓶葡萄酒，而這些謝意全都出自於患者在關節鏡手術後親身經歷的改善。這些因素都會大大促使患者和醫師相信特定介入措施有效，儘管日後進行精心設計的研究結果足以駁斥這些措施的效果，他們還是可能持續相信。這也表示醫師和患者都應該對那些據說有助於或有礙於慢性疲勞症候群患者的介入措施抱持健康的懷疑態度。

　　提到手術的另一個原因是，有些人表示某些影響甚鉅的手術有助於改善他們的慢性疲勞症候群。有些患者在社群媒體上說，他們的慢性疲勞症候群病因是位於大腦底部的小腦從枕骨大孔（一個位於顱骨底部的孔洞，脊髓經腦幹穿過該孔延伸至脊髓管）向下疝出。2019年時，美國紀錄片製片人珍妮弗・布雷亞（Jennifer Brea）對外宣稱一項將頸椎接合到顱底的神經外科手術徹底解決了她的慢性疲勞症候

群。[2]

當時對此掀起了一陣興奮的討論，英國的 ME/CFS 慈善機構「肌痛性腦脊髓炎協會」（ME Association）隨之認為有必要發布一份緊急新聞稿[3]，其中十分正確地指出，這種手術並未得到科學文獻支持，而且會永久性減少頸部與頭部的活動範疇，是一項風險不小的大手術，還所費不貲，最重要的是，手術對慢性疲勞症候群的助益並無實質保證。

那麼有沒有任何藥物能 「治療」或「治癒」慢性疲勞症候群呢？

長話短說，沒有任何具有高品質的證據能支持任何藥物有治療或治癒慢性疲勞症候群的效果。2021 年 NICE 的 ME/CFS 指南在制定時，就對既有文獻進行過全面審查，附錄 F「ME/CFS 的藥物介入」內有所有對慢性疲勞症候群進行過的隨機對照試驗的分析並概述各項優缺點，我們推薦所有願意一閱的人去看看（參見第 232 頁的延伸閱讀與資源）。

2　ME Action (2019), 'A Letter from Jennifer Brea about Her ME Remission', www.meaction.net/2019/05/21/a-letter-from-jennifer-brea-about-her-me-remission

3　ME Association, meassociation.org.uk/wp-content/uploads/ Forward-ME-Position-Statement-Spinal-Surgery-and-ME-15.10.20.pdf

雖然我們對研究 ME/CFS 的資金和組織之匱乏導致沒有高品質實證支持任何介入措施的現況感到痛心，但也不得不承認這種窘境並非 ME/CFS 獨有。許多過於罕見、零星、急性或嚴重的病症都無法進行前瞻性隨機對照試驗。

舉例來說，有些風濕免疫疾病也沒有隨機對照試驗引導其治療，醫師在經手這些疾病時，並不會陷入醫療虛無主義（therapeutic nihilism）的陷阱——簡單來說，就是既然沒有任何用藥的實證，我們就不嘗試任何治療了。恰恰相反，作為醫師，我們會盡可能在基礎科學知識的基礎上，參考前人對相同病症的患者以非隨機方式給予治療後所發表的個案研究，作出最適當的臨床判斷。

我們也會參考經常診治相同病症並發表其經驗的專家建議。這被戲稱為「口碑醫學」（eminence-based medicine），與 NICE 等機構所採用的傳統「實證醫學」（evidence-based medicine，簡寫為 EBM）互相對照。EBM 主要是以對多項隨機對照試驗進行系統性回顧與統合分析。因此，我們從這些資訊來源中認知到，儘管可能有個別慢性疲勞症候群患者恰好服用特定藥物（例如某些我們將在本章中介紹的藥物）並有所成效，但目前發現這些藥物對廣大患者並無足夠益處。然而，只要患者和醫師都充分了解其潛在風險與效果的不確定性，我們也不會反對進行這些療法。

免疫調節

任何能影響免疫系統的藥物或物質都是免疫調節製劑。它會刺激或抑制免疫系統，一般用於協助身體對抗癌症、感染或其他疾病。在慢性疲勞症候群可能連帶一種以上免疫疾患或自體免疫疾病的前提下，過去曾有幾項希望藉此改變免疫反應的藥物隨機對照試驗。我們將於下文介紹其中幾種治療與試驗。

- **莫須瘤（Rituximab）**：這是一種抗癌標靶藥物，用於治療白血病和淋巴瘤。它會標定一種稱為CD20的蛋白質——該蛋白質位於我們稱為B淋巴球（B細胞）的白血球表面——並針對其進行破壞。2016年時有一組挪威的醫療團隊在使用莫須瘤治療一名患惡性淋巴瘤的慢性疲勞症候群患者後發表了幾篇相關報告。不只淋巴瘤對治療反應良好，患者的慢性疲勞症候群也得到了徹底地改善。理所當然地，這個結果使眾人心潮澎湃。之後準備進行隨機對照試驗比較莫須瘤與安慰劑在ME/CFS中的療效時，有好幾名英國患者都希望自己能被招募為受試者。然而，該試驗用藥僅提供給挪威公民，但無論如何，該次對151名服用莫須瘤

或安慰劑的患者進行的隨機對照試驗顯示，莫須瘤的療效並不比安慰劑多，不過安慰劑的反應倒是相當可觀，整體療效反應（overall response）達35％。[4]

- **靜脈注射免疫球蛋白（IVIG）**：IVIG是醫療體系中的珍稀資源——這是一種從許多捐血者的血清中萃取出的療法，其中富含可以抗感染或減輕發炎的抗體。在英國，NHS將其用於治療各種免疫介導性疾病或神經性疾病，例如肌炎性疾病「多發性肌炎」、罕見的感染後併發周邊神經系統疾病「格林－巴利症候群」、各種血管炎以及兒童的免疫缺乏症候群。之前曾經對慢性疲勞症候群做過一些小型隨機對照試驗，但無一顯示任何明顯的療效。[5]

- **瑞他立德（Rintatolimod）**：也以商品名安普利近（Ampligen）為人所知，一般認為這種藥物能藉由刺激人體的抗病毒途徑與調節核糖核酸酶-L（一種位

4　Ø. Fluge et al. (2016), ‘Metabolic profiling indicates impaired pyruvate dehydrogenase function in myalgic encephalopathy/ chronic fatigue syndrome’, *JCI Insight*, 1 (21), e89376, doi. org/10.1172/jci.insight.89376

5　P. K. Peterson et al. (1990), ‘A controlled trial of intravenous immunoglobulin G in chronic fatigue syndrome’, *The American Journal of Medicine*, 89 (5), pp.554–60, doi.org/ 10.1016/0002-9343(90)90172-a

於細胞內的物質，有助於攻擊病毒）的濃度達到療效。2012年時，以瑞他立德可以增強細胞對病毒和腫瘤的抵抗力為基礎概念設計了一次隨機對照試驗，從中得出該藥物與安慰劑相比具有輕微效果。[6]然而，英國的NICE等監管機關認為該療效證據並不充分。美國仍繼續對瑞他立德進行審查，但尚未獲准在臨床試驗外使用。

- 阿那白滯素（Anakinra）：這是一種藉由阻斷稱為介白素-1（Interleukin-1）的發炎性蛋白達到減緩發炎的藥物。這是一種療效顯著的生物製劑，為我們治療好幾種嚴重發炎性疾病的能力帶來變革，例如成人史迪爾氏病（adult-onset Still's disease；一種罕見的發炎性關節炎）、家族性地中海型發熱病（familial Mediterranean fever；一種會反復發作發燒與疼痛的遺傳性疾病）和一種稱作巨噬細胞活化症候群（macrophage activation syndrome）的致命發炎性疾病——罹患風濕免疫疾病的兒童可能會有的併發症，

---

6 D. R. Strayer et al. (2012), 'A double-blind, placebo-controlled, randomized, clinical trial of the TLR-3 agonist rintatolimod in severe cases of chronic fatigue syndrome', *PloS One*, 7 (3), e31334, doi.ORG/10.1371/journal.pone.0031334

而這也是導致所謂「細胞因子風暴」的原因之一。有個荷蘭團隊對50名慢性疲勞症候群的女性患者研究了阿那白滯素與安慰劑改善疲勞的效果。[7]接受阿那白滯素的患者中有8％的疲勞程度在四週後達到了正常的健康範疇，這看起來是一線曙光，但施打安慰劑者達到相同效果的比例更高，達20％。該試驗再次確立了安慰劑效應的重要性，也顯示阿那白滯素對ME/CFS沒有療效。

抗憂鬱藥與抗精神病藥

由於慢性疲勞症候群患者經常出現情緒障礙和睡眠障礙，醫師對於改善這些症狀的藥物進行相關研究並不足為奇。NICE 在 2021 年時審查了五項針對抗憂鬱藥度洛西汀（Duloxetine）、嗎氯貝胺（Moclobemide）和氟西汀（Fluoxetine）進行的隨機對照試驗。其中有三項試驗將這些藥物與安慰劑進行對照，另外兩項在安慰劑外還包括運動或漸

7　M. E. Roerink et al. (2017), 'Cytokine Inhibition in Patients With Chronic Fatigue Syndrome: A Randomized Trial', *Annals of Internal Medicine*, 166 (8), pp.557–64, doi.org/10.7326/ M16-2391

進負荷運動（graded exercise）。沒有一項試驗顯示出這些藥物對死亡率、睡眠品質、活動程度或重返學校、工作有任何效果。

皮質類固醇

皮質類固醇是一種抗發炎藥物，一般簡稱類固醇，用於治療多種疾病如過敏、氣喘、濕疹和關節炎。我們在第三章中已經簡介過一些下視丘－腦下垂體－腎上腺軸異常的實證以及部分使用皮質類固醇治療ME/CFS的試驗。2021年NICE的審查小組確認了四項皮質類固醇與安慰劑進行對照的隨機對照試驗——其中一項使用氟尼縮松（Flunisolide）鼻噴劑、兩項使用口服氟氫可體松（Fludrocortisone）以及一項口服氫羥腎上腺皮質素（hydrocortisone）。不論在哪一項試驗中，它們都沒有得出身體機能、活動程度或在重返校園、工作方面有所改善的證據。

中樞性降壓藥

中樞性降壓藥會減緩心率以降低血壓。其作用原理是在大腦傳到神經系統的訊號中阻斷會增加心率與收縮血管的部

分。有些報告稱那些主要透過刺激腦內腎上腺素受體作用的降壓藥可樂定（Clonidine）也可能藉由降低交感神經系統的活動達到慢性疲勞症候群的治療效果。也有意見表示可樂定或許能改善姿勢性心搏過速症候群（PoTS）的症狀並使肥大細胞更穩定。然而，該藥物在與安慰劑對照的隨機對照試驗中並未顯示任何療效。[8]

中樞神經系統 (Central Nervous System，簡寫為 CNS) 興奮劑

有些醫師多年來持續向慢性疲勞症候群患者推薦使用中樞神經興奮劑。該療法基於以下假設：使用興奮劑或許能改善日間的嗜睡與認知功能問題，這與學生在考試時試圖用咖啡因、莫達非尼（Modafinil）、派醋甲酯（Methylphenidate）或其他興奮劑（但多為處方用藥）提高腦力與注意力的做法大致相同。

莫達非尼已經證實可以改善嗜睡症、阻塞型睡眠呼吸中

8　R. K. Morriss et al. (2002)　'Neuropsychological performance and noradrenaline function in chronic fatigue syndrome under conditions of high arousal', *Journal of Psychopharmacology*, 163 (2), pp.166–73, doi.org/10.1007/s00213-002-1129-8

止症與其他睡眠障礙引起的嗜睡，因此研究其在慢性疲勞症候群中的應用似乎也說得通。目前只有一項對14名慢性疲勞症候群患者進行的小型隨機對照試驗（與安慰劑對照），結果顯示該藥物對心理測驗的表現、自評疲勞程度、生活品質或情緒皆無影響。[9]

中樞神經系統興奮劑派醋甲酯、右旋安非他命（Dexamfetamine）和離胺右旋安非他命（Lisdexamfetamine）在英國已取得NICE批准用於治療注意力不足過動症。一項2005年時對60名以派醋甲酯治療的慢性疲勞症候群患者進行的隨機對照試驗顯示，約有五分之一的患者疲勞和注意力都有所改善。[10] 隨後另一篇於2018年發表的研究，在135名慢性疲勞症候群患者中，調查了派醋甲酯與維生素混合物的組合療法與胺基酸基底安慰劑對照的效果。[11] 雖然報告中表

9   D. C. Randall et al. (2005) 'Chronic treatment with modafinil may not be beneficial in patients with chronic fatigue syndrome', *Journal of Psychopharmacology*, 19 (6), pp.647–60, doi. org/10.1177/0269881105056531

10 D. Blockmans et al. (2006), 'Does methylphenidate reduce the symptoms of chronic fatigue syndrome?', *The American Journal of Medicine*, 119 (2), doi. org/10.1016/ j.amjmed.2005.07.047

11 G. Montoya et al. (2018) 'KPAX002 as a treatment for Myalgic Encephalomyelitis/Chronic Fatigue Syndrome (ME/CFS): A prospective, randomized trial', *International Journal of Clinical and Experimental Medicine*, 11 (3), pp. 2890–900

示疲勞和注意力有輕微改善，但其強度變化的主要療效指標（primary endpoint）與安慰劑並無顯著差異，因此 NICE 認為這不足以證明其療效。遺憾的是，幾項對右旋安非他命所做的極小規模研究[12][13]得出的結果並不具更多說服力。

抗病毒藥物

人們長年以來都對以下觀點興致勃勃：慢性疲勞症候群通常由病毒感染引起，因此延長抗病毒療程或許有助於治療。常規用於治療帶狀皰疹感染（皮蛇）有顯著療效的阿昔洛韋（acyclovir）已進行過兩次隨機對照試驗。可惜它用於 ME/CFS 時，都沒有在症狀量表或活動程度方面取得臨床顯著成效。有輕度證據顯示，口服纈更昔洛韋（Valganciclovir）與安慰劑相比有較大幅改善疲勞的趨勢，但該差異並未達統計顯著性，也就是說無法排除這種改善出於偶然的可能

12　L. G. Olson et al. (2003), 'A pilot randomized controlled trial of dexamphetamine in patients with chronic fatigue syndrome', *Psychosomatics*, 44 (1), pp.38–43, doi.org/10.1176/ appi.psy.44.1.38

13　J. L. Young (2013), 'Use of lisdexamfetamine dimesylate in treatment of executive functioning deficits and chronic fatigue syndrome: A double blind, placebo-controlled study', *Psychiatry Research*, 207 (1–2), pp.127–33, doi.org/10.1016/ j.psychres.2012.09.007

性。[14]

抗組織胺

　　你的急救箱中可能早就備有抗組織胺以緩解花粉熱、蕁麻疹、結膜炎或昆蟲叮咬等相關症狀。然而，正如第二章中所述，有些人認為（我們並不贊同）慢性疲勞症候群和埃勒斯－丹洛斯症候群（EDS）以及肥大細胞活化症候群（MCAS）有關，且MCAS或許能作為該病症許多症狀的合理解釋。如果你遵循此論點，使用抗組織胺或許就不無道理，因為受活化的肥大細胞會釋放大量組織胺。在一項對30名慢性疲勞症候群患者進行的研究中，他們隨機分配至接受兩個月抗組織胺特芬那定（Terfenadine）治療或安慰劑治療，而研究結果中並無證據能顯示藥物具有任何療效。[15]

14　J. G. Montoya et al. (2013), 'Randomized clinical trial to evaluate the efficacy and safety of valganciclovir in a subset of patients with chronic fatigue syndrome', *Journal of Medical Virology*, 85 (12), pp.2101–9, doi.org/10.1002/ jmv.23713

15　P. Steinberg et al. (1996), 'Double-blind placebo-controlled study of the efficacy of oral terfenadine in the treatment of chronic fatigue syndrome', *The Journal of Allergy and Clinical Immunology*, 97 (1), pp.119–26, doi.org/10.1016/s0091-6749(96)70290-7

慢性疲勞症候群可用的補充劑

患者通常會詢問一些關於維生素B、綜合維生素與鎂等補充劑的建議事項。接下來我們就來看看相關實證。

輔酶 Q10

輔酶Q10對粒線體（通常也被視為你我細胞中的發電廠）的功能以及ATP（所有細胞的能量來源）的生成都舉足輕重，也是一種體內自然生成的抗氧化劑。一般會以高劑量治療輔酶Q10生物合成基因發生突變的人。

2009年時，比利時發表了一篇影響深遠的研究報告，稱44％的慢性疲勞症候群患者體內的輔酶Q10血漿濃度低得異常。那些濃度最低的患者似乎也有最嚴重的疲勞問題。[16]該文獻並沒有嘗試進行合理的下一步——理論上會是一項確認口服輔酶Q10補充劑是否會改善疲勞的隨機對照試

---

16 M. Maes et al. (2009), 'Coenzyme Q10 deficiency in myalgic encephalomyelitis/ chronic fatigue syndrome (ME/CFS) is related to fatigue, autonomic and neurocognitive symptoms and is another risk factor explaining the early mortality in ME/CFS due to cardiovascular disorder', *Neuro Endocrinology Letters*, 30 (4), pp.470–6

驗，但其他人已經研究過輔酶Q10用於治療小兒麻痺症後併發病毒後疲勞卻並未發現任何療效。[17]儘管我們在經驗上看過許多人服用，但我們卻幾乎沒看過任何支持以此治療慢性疲勞症候群的實證。輔酶Q10對人體整體耐受性良好，但會與抗凝血劑藥物華法林相互作用，因此服用抗凝血劑的患者應避免服用。

維生素補充劑

　　一項對12名慢性疲勞症候群患者進行的小型研究顯示，缺乏維生素B或許是此病的特徵之一，該研究發現患者的吡哆醇（pyridoxine）、核黃素（riboflavin）和硫胺素（thiamine）的活性不足。[18]然而，這種關聯性無法證明因果關係，而且其尚未證明補充維生素B群可改善慢性疲勞症候群患者的疲勞。

17　M. M. Peel et al. (2005)，'A randomized controlled trial of coenzyme Q10 for fatigue in the late-onset sequelae of poliomyelitis'，*Complementary Therapies in Medicine*, 23 (6), pp. 789–93, doi.org/10.1016/j.ctim.2015.09.002

18　L. C. Heap et al. (1999)，'Vitamin B status in patients with chronic fatigue syndrome'，*Journal of the Royal Society of Medicine*, 92 (4), pp.183–5, doi.org/10.1177/014107689909200405

　　有一項研究針對表示自己「功能性疲勞」（顯然不符合ME/CFS的標準）的人進行試驗，使其口服複合維生素B群，研究結果顯示其症狀改善優於安慰劑，[19]不過其他研究顯示維生素B_{12}與葉酸併服或是多種維生素與礦物質混合的補充劑並無額外益處。[20]

　　因此，口服維生素B群的證據相對薄弱，但或許有些道理在，我們長年聽聞的說法是許多慢性疲勞症候群患者確實都在服用綜合維生素。不過並無資料顯示靜脈輸注邁爾斯雞尾酒或其他當紅的維生素B群混合物能有效治療慢性疲勞症候群。

鎂

　　鎂是一種人體用於將食物轉化為能量以及調節神經系統的關鍵礦物質。許多替代醫學的從業人員都提倡對慢性疲勞症候群患者補充鎂。有項1991年在《刺胳針》期刊上發表

19　A. Caso Marasco et al. (1999), 'Double-blind study of a multivitamin complex supplemented with ginseng extract', *Drugs under Experimental and Clinical Research*, 22 (6), pp.323-9

20　J. E. Kaslow et al. (1989), 'Liver extract-folic acid-cyanocobalamin vs placebo for chronic fatigue syndrome', *Archives of Internal Medicine*, 149 (11), pp.2501–3

的研究將20位慢性疲勞症候群患者與20位對照組進行比較，發現患者的紅血球含鎂濃度較低。接著有32名慢性疲勞症候群患者隨機分配至二組，一組連續六週接受每週一次硫酸鎂肌肉注射，另一組則接受安慰劑治療。

在接受鎂劑治療的患者中有80％表示感覺治療有效，而接受安慰劑的患者中僅有18％。[21] 該結果從表面上看起來似乎前景光明，但該研究時間短暫，僅持續六週，且注射用鎂劑對使用者而言並不易施用或取得。此外，有其他研究人員發現慢性疲勞症候群患者並無特別缺乏鎂。我們不得不得出總結出：補充鎂對慢性疲勞症候群有療效的實證薄弱。

大麻相關製品

根據我們的臨床經驗，許多慢性疲勞症候群患者會用大麻相關製品緩解疼痛或睡眠問題。許多人表示在使用後發現效果還不錯，有些人則認為這種療法能引起變革。事實上，我有位前患者伊登・奈爾因慢性疲勞症候群而足不出戶長達數年，他認為大麻二酚（CBD）對於他的康復發揮了關鍵作用。

---

21 I. M. Cox et al. (1991), 'Red blood cell magnesium and chronic fatigue syndrome', *The Lancet*, 337 (8744), pp.757–60, doi.org/10.1016/0140-6736(91)91371-z

他的探索之旅是他的著作《大麻二酚小冊》（The Little Book of CBD）的主軸。

　　目前要在英國使用大麻製品作為醫療用途必須取得藥物許可證，而藥物及保健產品管理局尚未授予醫師利用大麻治療慢性疲勞症候群的許可。只要具有潛在成癮性的四氫大麻二酚（THC）含量低於0.2%，純大麻二酚油並非管制藥物，這也是慢性疲勞症候群患者常用的產品。目前並沒有對慢性疲勞症候群使用大麻二酚油的隨機對照試驗，所以我們對於使用大麻二酚油是否適當並無定見。然而，畢竟慢性疲勞症候群的所有處方藥物都沒有多少實證，所以我們也不會批判那些想試試的人。

　　註：大麻二酚在臺灣符合《藥事法》第6條規定，以一般藥品列管，且國內並無核准販售的產品，如果民眾有需求自用，必須經醫師診斷開立處方箋，再行申請CBD藥品專案進口。

　　此外，坊間大麻二酚產品網購隨手可得，但要注意大麻二酚在臺灣並未允許可作為食品或食品原物料使用，因此網路平台與大麻二酚有關的商品都是違法的。

我們對於用藥治療
慢性疲勞症候群的立場

正如我們在本章中所述，現有資料無法支持任何藥物介入有助於治療慢性疲勞症候群的觀點。我們也知道，儘管缺乏高品質實證，醫師們還是會推薦患者使用各式各樣的藥物，而我們尊重他們的判斷。

我們通常不會推薦我們的患者專門為了治療慢性疲勞症候群而服用任何藥物，因為藥物有效的證據薄弱——甚至根本沒有——而且有不少用於治療睡眠、疼痛或情緒問題的藥物只會使疲勞惡化。不過，我們偶爾還是會推薦嚴重失眠的患者服用低劑量的抗憂鬱藥阿米替林，而且該藥物至少得在睡前兩小時服用才能發揮作用。

我們診療的慢性疲勞症候群患者中，有少數在其困境中出現高度焦慮、痛苦與情緒激動的狀況，我們可能會因此推薦一種稱為選擇性血清素回收抑制劑（SSRI）的抗憂鬱藥如依地普侖（Escitalopram）、西酞普蘭（Citalopram）、氟西汀、帕羅西汀（Paroxetine），舍曲林（Sertraline）或伏硫西汀（Vortioxetine），這些藥物基本上不會使疲勞惡化。

無獨有偶，除了慢性疲勞症候群，我們也看到許多纖維肌痛患者，對於這些人除了具有顯著證據表示對纖維肌痛有

療效的認知行為治療（CBT）外，我們也會建議服用血清素
—正腎上腺素回收抑制劑（SNRI）。度洛西汀（Duloxetine）
是一種合理的選擇，因為其具有緩解疼痛的性質，並且NICE
的慢性原發性疼痛指南也支持以此治療。[22]我們在第二章中
也簡單回顧了一些用於治療姿勢性心搏過速症候群的藥物，
而我們要再次重申，對慢性疲勞症候群的患者而言，我們整
體上還是更傾向於改變生活方式而非藥物治療。

　　慢性疲勞症候群患者通常對藥物非常敏感，因此正如
NICE的指南所述，我們在使用藥物時會從有效劑量範疇的
最低值開始，再逐漸增加劑量，而且很少達到最大推薦劑
量。

22　NICE (2021), 'Chronic pain (primary and secondary) in over 16s: Assessment of all chronic pain and management of chronic primary pain', www.nice.org.uk/guidance/ng193

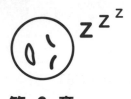

第 6 章
營養與食物

　　有句話說「食物就是身體運轉的燃料」。雖然均衡又營養的飲食對每個人來說無疑都很重要，但對慢性疲勞症候群的患者來說，這更是件不可輕忽的事。我們的身體有賴於各種營養素提供能量、力量、修復與康復之力。當我們無法從食物中攝取所需的營養素時，身體就無法發揮其應有的潛力。

　　罹患慢性疲勞症候群時，並沒有某種特定的超級食物或專家提出的飲食規範供你遵循。恰恰相反，此時的飲食會以多樣性與平衡為目標。食物應該是你生活中健康、愉快與正面的一環，而非一場限制飲食的戰役或因入口「錯誤」的食物而問心有愧。

　　本章的目的是將多樣化的飲食呈現在你眼前，並提供實用技巧，讓你在長期疲勞下仍能規劃並準備簡單而有營養的食物，使您的飲食盡可能簡單、可以長期維持並且令人胃口大開。

146

對慢性疲勞症候群患者來說，良好的飲食是什麼樣子？

慢性疲勞症候群可能導致體重變化，例如因食慾不振、飲食不規律與無力做飯而導致體重減輕；或由於缺乏身體活動、睡眠不足與依賴加工食品或所謂的「療癒美食」而體重增加。

維持良好的飲食習慣表示你可以確保自己定期攝取到所有身體正常運作所需的營養，也因此維持穩定的能量供給。當你攝取的能量不足時，體重就會減輕，這會損害免疫系統以及身體自我修復與康復的能力。下頁所附的《膳食指南》（Eatwell Guide）是個還不錯的入門工具。

正如本指南所示，飲食關鍵之處在平衡。讓我們仔細瞧瞧你盤中的食物以及它們都有些什麼好處吧：

- **蔬菜與水果**：極佳的營養來源，有助於保持我們腸道菌群的平衡（參見第152頁）。它們也為我們的飲食增添色彩、口感與多樣性──這些要素在你食慾不振時特別重要。

- **纖維**：這是蔬菜、水果、豆類、堅果、種子和穀物中無法消化的部分，對你的腸道健康非常重要，可以促

進腸道內益生菌生長、增加食物體積、使糞便更軟從而防止便秘，還有助於長時間維持飽足感。

- **碳水化合物**：碳水化合物如馬鈴薯、麵包、米飯、義大利麵和其他穀物——尤其是全穀類——能提供人體纖維與能量。燕麥和全穀類釋出能量的速度都不快，這有助於維持體內能量穩定。

- **蛋白質**：蛋白質存在於瘦肉、魚類、海鮮、雞蛋、奶製品、豆類、堅果、黃豆與肉類替代品中，是全身上下從肌肉到各組織的重要組成成分，也有助於人體製造抗體抵抗感染。

- **奶製品或其替代品**：我們的飲食是礦物質鈣的重要來源，而鈣質有助於骨骼成形與維持（體內99％的鈣都儲存在骨骼中）。牛奶、乳酪和優格等乳製品都是豐富的鈣質來源，綠葉蔬菜、大豆和堅果中也蘊含一些，但含量較少。

- **少量的「好」油脂，包括 omega-3 脂肪**：它們能協助身體儲存能量與吸收維生素A、D和E。

- **高糖、高脂的加工食品**：蛋糕、糕點、含糖飲料、餅乾與鹹食小吃皆應少量食用，僅作享樂之用。它們除了空有卡路里，大多沒什麼營養。

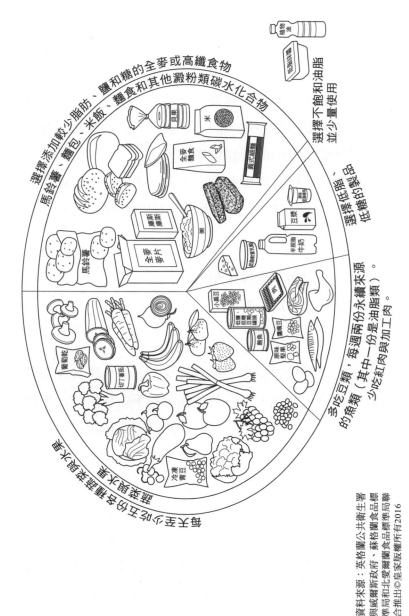

選擇添加較少脂肪、鹽和糖的全麥或高纖食物

馬鈴薯、麵包、米飯、麵食和其他澱粉類碳水化合物

選擇不飽和油脂並少量使用

選擇低脂、低糖的製品

多吃豆類，每週兩份永續來源的魚類（其中一份是油脂類）。少吃紅肉與加工肉。

每天分成多種及各種的蔬果水果

全麥麵食

米

馬鈴薯

全麥麥片

葡萄乾

切丁蕃茄

冷凍青豆

植物油

低脂抹醬

豆奶

半脫脂牛奶

低脂軟乾酪

小扁豆

低鹽焗豆

鷹嘴豆

鮪魚

原味堅果

《膳食指南》

資料來源：英格蘭公共衛生署與威爾斯政府、蘇格蘭食品標準局和北愛爾蘭食品標準局聯合推出©皇家版權所有2016

我應該多久進食一次？

這當然取決於你整體的食慾和生活方式，但我們會建議少量多餐並補充健康的零食，而非一次吃進大份量的套餐，這樣更能好好維持體內的能量儲備。

我（貝弗利）經常與患者聊到「少量多餐」的好處，這尤其適合在你食慾不振的當下運用。其中也可以納入小點心，如：

- 乾果、堅果與其他種子類
- 全麥餅乾加一點乳酪
- 蘋果切片沾花生醬。

吃零食的訣竅是不要總是視其為享受，而是將其作為整體飲食的一部分。當然，有時我們都會伸手去拿餅乾、蛋糕或瑪芬蛋糕加咖啡，但還是不要每次都做出這種選擇。飲食也會構成範疇更廣的活動管理計畫。規律的飲食模式對你一天作息的結構能帶來正面影響，無論是花時間準備餐食還是利用用餐時間停下來休息一會、享受你入口的食物，都對生活有益。

我們也都會建議患者不要在接近就寢時進餐，尤其在睡眠品質不佳時更應避免。消化一頓完整的飯菜可能得用幾個

小時，所以如果你的身體還得忙於消化吃進去的大量食物，就無法進入放鬆與睡眠階段。

與慢性疲勞症候群生活
也能好好飲食的小訣竅

雖然良好的飲食很重要，但當你患有慢性疲勞症候群時，要做到這點有時並不容易。得先去超市一趟、回來打開食物包裝、秤重並切碎食物，再站到爐前烹飪後才能吃上第一口，此情此景令人望而生畏。

然而，吃得好並不表示你必須每頓飯都從頭開始做——你也不應因為沒有這麼做而有罪惡感。計劃自身飲食時，將疲勞因素考慮在內相當重要。以下將會提到一些計劃與備餐的訣竅，以及一些能讓你的烹飪效率儘量提高的捷徑。

• **聰明購物**：當今超市的冷凍區商品可遠遠不止袋裝冷凍豌豆或綜合蔬菜。你可以購買一袋袋已處理過的蔬菜來省下自己的時間，例如切丁的洋蔥、南瓜、甜椒和索夫利特醬（soffrito；洋蔥、紅蘿蔔和芹菜的混合物，可作為湯、燉菜與義大利料理的底醬）。還有各式各樣的冷凍水果，甚至可能比買新鮮水果更實惠，

尤其如果你獨居的話更是如此。

- **別將那些較為健康的現成食品拒之門外**：我們推薦將現成的湯品作為一種準備迅速且具營養的餐點，如果你發現自己難以咀嚼，這可以作為一項不錯的選擇。

- **批量烹飪**：煮好一道餐點或預先備好料，將其分裝進多個可以冷藏或冷凍貯存並於日後再加熱的容器中，這樣就能緩解每餐都在想要做什麼菜的壓力，你也可以藉此細細品味那道菜。

- **別忘了罐頭食品**：罐頭食品很適合預留一些以備需要快速備餐時所需。番茄罐頭對許多菜色來說都是快速又健康的補充食材，而不起眼的焗豆罐頭則可以讓你不慌不忙地飽餐一頓。

- **需要時就尋求協助**：親朋好友通常都會問你，他們能幫上什麼忙，所以如果你不想做飯（或只是不喜歡做飯），就請他們在你的冰箱塞滿預先做好的飯菜吧。

好好照顧你的腸胃

微生物群是數萬億個在我們腸道中繁衍生息的生物體（如細菌、病毒和真菌）的統稱。研究顯示，微生物群對全身上下的健康發揮著極其重要的

作用，從新陳代謝和免疫功能到疾病預防和良好的心理健康都與其相關。

均衡飲食會促進「好」細菌生長，從而有助於消化並提升我們體內的能量。這些益菌還能促進一種稱為血清素的化學物質在腸道內生成，從而改善宿主的情緒。[1]

水分攝取為何重要？

我們可以說水分攝取比營養更重要。保持體內水分充足可以使我們的腎臟好好發揮作用，而未攝取足夠液體則會導致警覺性下降、頭痛、腦霧、增加泌尿道感染的風險，甚至還有可能導致體弱的人跌倒。

理想飲水量為每天1.5至2公升（即2½至3½磅），約為六至八杯馬克杯或玻璃杯。水是最好的選擇，但如果你難以想像自己喝進那麼多水，那麼牛奶、花草茶和無糖飲料（包括茶和咖啡）也都可以。但果汁、冰沙的含糖量高，所以你應該將其攝取量限制在每天150毫升（5液體盎司）以內。

1　J. M. Yano (2015), 'Indigenous bacteria from the gut microbiota regulate host serotonin biosynthesis', *Cell*, 161 (2), pp.264–76, doi.org/10.1016/j.cell.2015.02.047

　　另一件值得放在心上的要點是：咖啡因是一種興奮劑，會導致腹瀉並使壓力荷爾蒙可體松的濃度上升。目前的建議是每天喝茶或咖啡不要超過三杯。但同樣該注意的是，從當地咖啡店外帶的大杯咖啡會比在家或辦公室喝的一杯咖啡份量大得多。

　　不過請記住：慢慢來吧。我們都有依賴咖啡因和糖分的時候，所以從少量減少起步，再逐漸做出更大的改變就好。這些建議的目的都是讓你意識到作出的選擇對身體的影響，好使你對這些事物更為了解。舉例來說，我們曾遇過患者進來診間時手裡還拿著一罐能量飲料——這能讓你快速補充能量，但也會讓你在當天稍晚開始陷入能量低潮。

維生素和補充劑

　　含有重要維生素與礦物質的綜合維生素是個不錯的保險措施，但這無法取代均衡飲食。最好還是著眼於地中海式飲食，其中包含大量蔬果、植物性食物以及富含omega-3的食物，如鮭魚、瘦肉與其他優質脂肪。

　　正如我們在上一章所述，目前並無充分證據能證明鎂和輔酶Q10補充劑是否對慢性疲勞症候群患者有益。然而，還是有種值得服用的補充劑，也就

是維生素 D ──這有助於人體吸收鈣質，也使骨骼
更強健。正如為人所知的「陽光維生素」之名，身
體所需的維生素 D 大多來自陽光，主要在夏季吸
收。英國政府的指南指出每個一歲以上的人都應該
每天攝取約 10 微克（mcg）或 400 國際單位的維生
素 D。[2] 僅從飲食很難攝取到足夠的維生素 D，而在
症狀使你的外出時間受限時，你也可能無法曬到足
夠的陽光，這就是補充劑之所以重要的原因。

特殊需求飲食與相關病症

可別低估建立健康飲食的價值。我記得有位罹患慢性疲
勞症候群與大腸激躁症（IBS）的患者過去會避免外出，因
為她全程都在擔心在哪裡可以找到最近的洗手間，以免她的
腸躁症症狀突然發作。當她一建立起適合自己也有助於緩解
症狀的飲食習慣，就重獲了自控感，外出時的焦慮也隨之消

2　Public Health England (2016), 'Government dietary recommendations:
　Government recommendations for energy and nutrients for males and females
　aged 1 –18 years and 19+ years', assets.publishing.service.gov.uk/government/
　uploads/system/uploads/attachment_data/file/618167/government_dietary_
　recommendations.pdf

除。在你開始落實特殊飲食前，你始終都應尋求專業建議：在缺乏合理建議的狀況下限制飲食中的選擇，可能反而是剝奪了身體的重要營養素，也會影響你體內的微生物群。

無麩質飲食

有許多慢性疲勞症候群患者表示他們的症狀因遵循無麩質飲食而有所緩解。然而並無研究能證明這件事，目前基於既存實證的建議（2021 NICE指南[3]）並不推薦這種飲食，除非患者同時也診斷出對麩質耐受性低的病症，如乳糜瀉。不含麩質的零食大多更貴，其中的脂肪、糖分和卡路里含量也更高，纖維含量則更低。

乳糜瀉是一種人體對麩質產生的不良反應，而麩質則是一種存在於小麥、黑麥和大麥中的蛋白質。當患者吃進麩質時，免疫系統就會攻擊小腸組織，造成損傷與發炎，使身體無法正常吸收營養。在英國，約每100人中有1人患乳糜瀉，但近年來採用無麩質飲食的人數卻愈來愈多：調查顯示有23%的人就算未患乳糜瀉也會購買無麩質食品。

3　NICE (2021)，'Myalgic encephalomyelitis (or encephalopathy)/chronic fatigue syndrome: Diagnosis and management'，www.nice.org.uk/guidance/ng206

我們對此的建議是：如果你懷疑自己可能有麩質方面的健康問題，請在從飲食中去除麩質前先諮詢醫事人員進行檢測。

無乳飲食

有些慢性疲勞症候群患者會從飲食中剔除乳製品並表示他們對奶類耐受性低。身體對乳糖（lactose）無法耐受會導致腸胃出現腹脹和腹瀉等症狀。乳糖不耐症則指身體無法消化牛奶和乳製品中的乳糖。如果你已經在飲食中剔除乳製品，那就得確保飲食中有加入其他鈣質來源，如：大豆製品、奶類的替代性飲品和添加鈣的食品；綠葉蔬菜如羽衣甘藍和秋葵；麵包或以營養強化麵粉製成的食品。根據英國政府推出的指南，成年人每天需要攝取700毫克的鈣。缺鈣會導致骨質疏鬆症，罹病者的骨骼會變得脆弱，也容易骨折。

純素飲食

純素飲食愈來愈風行了，還有「純素一月」（Veganuary）活動──有一整個月的時間讓人嘗試植物性飲食。如果你已經在落實或正在考慮進行純素飲食，有件事就必須納入考

量，也就是該從何攝取維生素 B_{12}，該維生素可以釋出食物中的能量、製造紅血球並支持神經系統運作。B_{12} 攝取量過低會導致疲倦、貧血與神經系統受損。成人需要每天攝取 1.5 微克的維生素 B_{12}，而它存在於肉類、魚類、蛋類與乳製品中，卻不存在於水果、蔬菜與穀物等食品內，因此如果你是純素主義者，就需要仔細計劃如何攝取到足夠的營養。

可以看一下食品上的標籤，找找富含維生素 B12 的純素食品，包括：

- 部分植物奶（如杏仁、米漿或椰奶）
- 豆製品
- 早餐麥片。

若你需要更多相關資訊與技巧，純素協會（Vegan Society）的網站（參見第233頁）是很優良的資訊來源，可以協助你充分攝取到所有營養素（包括 B_{12}、鈣、鐵）。

「抗發炎」飲食

你可能有看過這個說法，但這就是早已名聲享譽各地且大受推薦的地中海飲食，只是換了一個名字。其中包含大量的新鮮蔬果、瘦肉、乳製品、優質油脂與 omega-3，而加工

食品則吃得很少。

如果你的胃口不好

如果你的食慾降低或發現體重正在減輕，也覺得準備與吃一頓飯需要花太多腦力或體力（或兩者皆是），你可以將飲食習慣改成每天吃五、六次小點心。例如有時以牛奶或調味過的牛奶替代品為基底自製營養飲品或冰沙，或許更容易提升營養攝取。超市、藥局或網路上還能提供另一種選擇，也就是購買富含維生素、礦物質與蛋白質的非處方食品，如「康補寧」營養奶粉或「AYMES」營養奶昔粉。還有些是現成飲料，如營保健（「紐迪希亞」Nutricia 推出）、安素（「雅培」推出）和「AYMES Complete」，可能更方便一點，但這些也都比較貴。

你可以在英國飲食協會（British Dietetic Association）的頁面找到更多資訊與訣竅（參見第233頁）；英國靜脈暨腸道營養學會（BAPEN）也有一份供人自我篩檢營養不良的工具（參見第233頁）。

如果還需要更多幫助，你的醫師也能將你轉介給營養師進行營養評估與提供支持。他們會協助你

達到良好的營養攝取，包括提供你其他的食品營養強化技巧，也可能會將前文所述（或其他）各式各樣的營養補充劑開作處方。

慢性疲勞症候群與大腸激躁症

慢性疲勞症候群和大腸激躁症之間有重疊之處，許多慢性疲勞症候群患者都表示自己有類似腸躁症的症狀，如胃痛、腹脹以及便祕或腹瀉，甚至兩者皆有。若想緩解這些症狀，就要儘量避免吃太多產氣食物，例如洋蔥、豆類、碳酸飲料和無糖口香糖（其中含有某種會引起發酵作用從而產氣的添加劑）。儘量不要飲食不規律，建立規律的飲食習慣有助於改善。如果這都無法緩解你類似腸躁症的症狀，接下來最好請你的家庭醫生將你轉介給營養師，或直接找一位營養師私下諮詢。

營養師可能與你探討的選擇之一是所謂的FODMAP飲食，該飲食最初由任職於澳洲墨爾本蒙納許大學的科學家所設計，現在已經推廣至世界各地，並推薦將其用於控制腸躁症症狀。FODMAP代表發酵性寡糖（fermentable oligosaccharide）、雙醣（disaccharide）、單醣

（monosaccharide）與多元醇（polyol）。這幾種都是短鏈碳水化合物或糖，也會存在於各種食物中，包括小麥、部分蔬果、豆類、人工甜味劑以及一些加工食品。

　　我們的身體發現FODMAP難以消化。這些物質在小腸中吸收不良，接著進入大腸，在該處經過細菌發酵，這會產生足以導致腹脹、脹氣與疼痛的氣體。FODMAP還會將水吸入結腸，導致腹瀉。FODMAP飲食因人而異，但都會避免食用可能引發症狀的特定FODMAP食物，並以較易消化的替代品取而代之。

　　雖然這麼做可能非常有效，但飲食可不僅僅是戒掉對身體不好的食物那麼簡單。其過程其實有些複雜，分為三階段，理應僅在營養師的指導下進行，才能確保你的飲食方式適切，不會漏吃重要的營養素。你可以在本系列的另一本書中找到更多關於腸躁症和FODMAP飲食的內容——由麗莎·達斯醫師所著的《駕馭大腸激躁症：腸躁症的你也能好好吃飯生活》。

我何時應該提出轉介營養師的需求？

- 當你被診斷出腸躁症或其他與腸道相關的特定症狀，且已試圖減量引發不適的食物，症狀卻未改善。

- 當體重減輕的狀況開始令你憂慮：一般認為若在三到六個月內減輕5至10％的體重就有營養不良的風險，因此這時你的家庭醫師應將你轉介給相關專業醫事人員以進行評估並給予適當協助。
- 當體重增加的情形已經影響你的日常生活與康復進程時。

　　你可以向家庭醫生提出轉介的需求，或自行轉診，向私營營養師諮詢。英國有一份按專業領域分類（如腸躁症或減重相關問題）的營養師名錄，你可以藉此找到最合適的專業人士。

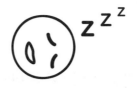

第 7 章
與慢性疲勞一起工作與就學

工作對你的健康有好處嗎？看法因人而異。多數沒有顯著健康問題的朋友和同事都會說「當然沒有」。在否定這個看法前，讓我們先停下來想想工作究竟為我們帶來了什麼？經濟報酬是個顯而易見的出發點，但還有些什麼呢？成就感、固定的日程安排、有機會學習新技能並拓展知識量、自我價值感、為社會作出貢獻、社交互動、友誼……這串清單可以一直列下去。

2006 年時英國有份名為「工作有益於你的健康與福祉嗎？」的政府委託研究報告，其中同樣發現工作對於身患疾病或失能的人來說確實能帶來一些具體益處，[1] 像是工作：

- 有助於治療
- 能促進康復與回歸正常生活

1　G. Waddell and K. Burton (2006), 'Is work good for your health and well-being?', assets.publishing.service.gov.uk/government/uploads/system/uploads/attachment_data/file/214326/hwwb-is-work-good-for-you.pdf

- 使長期病假對生理、心理與社會層面帶來的傷害降到最低
- 降低長期失能的風險
- 促使人能夠充分參與社會且具有完整的獨立性與人權
- 減輕貧困程度
- 提高生活品質與幸福感[2]

帶著慢性疲勞症候群從事工作

我（貝弗利）碰見的慢性疲勞症候群患者常常處於還在努力保住工作、正在休病假或已經失去工作這幾種狀態中。他們對我娓娓道來自己經歷的無數挑戰——當時他們明知履行工作合約將加重病情卻仍堅持下去，還一邊恐懼著高缺勤率或是被他人認為能力不足會導致自己失去工作。這些負面經歷顯然會影響他們對帶著慢性疲勞症候群從事工作的自我信念與自信。然而，相較於患者所說的挑戰，問題通常與他們的產能較為相關，而非他們的實際本領。

---

2 Department for Work and Pensions (2006), 'Is work good for your health and well-being? An independent review', www.gov.uk/government/publications/is-work-good-for-your-health-and-well-being

若要舉例說明兩者的差別，他們產能方面面臨的障礙通常包含能否全時工作、長時間保持專注、或是九點就開始工作。換句話說，難是難在有限的時間內盡可能做更多事，但這些問題都能解決，我們很快就會談到這點，不過先讓我們把重點放在實際本領上。

實際本領所指涉的是你能做到什麼樣的事。回想一下你的工作經歷、技能、經驗與天賦。儘管你的產能受健康狀況影響，這些特質還是值得受到重視。我們診療過教師、事務律師、護理師、工程師與銀行行員等具有豐富經驗與能力的患者。雇主真的希望失去這些專業人才嗎？

找出問題——以及解決之道

在提醒你身懷什麼樣的本領後，接著就該來具體弄清楚你眼前的挑戰了。這會依每位患者的症狀與職業不同而因人而異，不過以下的表格列出了一些我們的患者最常遇到的問題，也針對各問題將幾項已成功落實的解決方案一併列出。

工作場合中的難題與解方

難題 （可能加劇症狀的事）	解方 （可以將挑戰對病情的影響降至最低）
搭公車通勤可能帶來的難題包括： • 步行往返公車站牌的路程 • 在公車站牌邊站立等待 • 在尖峰時段可能得站一整路	調整為在家工作 避開尖峰時段 申請加入「工作途徑」計畫（Access to Work）（參見第 234 頁）以得到計程車費補助
從停車場到工作地點的距離超過步行能力	與雇主討論能否提供離工作地點更近的停車空間
長時間保持專注導致疲勞感加劇	規律性地經常休息──就算只休息五分鐘也能改善 定時讓雙眼離開螢幕休息 讓主管和同事知道你需要經常休息 以四十五分鐘為單位切分工作時間
工作場所照明過亮	提出對工作場合的整體照明進行檢討 協調更換工作地點至沒有明亮頂燈的空間
工作環境過於吵雜	協調更換至更安靜的環境 試著利用降噪耳機
全時工作過於勞累	提出暫時縮短工時

確診慢性疲勞症候群後的
職場人際關係

　　是否告知雇主和同事你的診斷結果主要還是取決於你，但長遠來看，告知他們或許比較好。若你心懷疑慮，也該確認一下僱傭合約中是否明確要求你告知雇主任何可能影響工作表現的傷病。不告知雇主診斷結果也表示你無法爭取可能改善現狀的工作調整（像是因為通勤使你精疲力盡，所以你希望能改為在家工作）。

　　如果你打算告訴主管你的診斷結果，別忘了事先確定你要講的內容，寫張小抄總是能幫上忙。先想想你的主管需要知道哪些資訊好為你提供幫助。那不該是一份詳細記錄的病史，而是一段簡單扼要的事實概述：我們建議這些內容最好別超過半張 A4 紙。如果你認為過去看過的某些專家報告提出的細節資訊能幫上忙，也可以一併整理進去。

不確定該說什麼——以及該如何開口？

　　第八章提供了許多實用的訣竅讓你能掌握與同事、雇主、老師和同儕談論自身病況的溝通方式，除了可以藉此讓他們更了解狀況，也能以此堅定你的立場，從而得到需要的幫助。

那麼我該告訴我的同事嗎？

　　就像告知你的直屬上司，思量是否告知同事也同樣重要。許多慢性疲勞症候群患者都提到他們在利用不同的方式工作時會有罪惡感，也擔心同事對他們得到特殊待遇的原因做出一些不必要的聯想。

　　有位我們曾經看診過的小學教師，因為患有慢性疲勞症候群而得以免除在下課時間看顧孩子的工作。下課時間是她唯一能到安靜之處小歇一下的機會，她得在此時休息一陣才能繼續返回教室工作。她擔心同事會因為自己不在輪值表上而有所不滿，而由於這種不用輪班帶來的內疚感，她最後還是放棄了課間休息，也開始憂慮他人的私下議論。不過，在她向同事好好說明疾病診斷，以及她不用在下課時間顧孩子的原因後，這份焦慮就隨之減輕了。

　　對同事開誠布公說明狀況可以改善你的工作體驗。舉例來說，如果開一場連續兩小時且無中場休息的會議會讓你感到疲憊而痛苦，就讓你的同事們知道這件事以便討論如何調整吧——定期站起來走走會不會改善這種狀況呢？加入幾次短暫的休息時間能讓人免於感到疲勞和痛苦嗎？你會發現這些能幫上你的事其實也對其他人有益！

此外，也可以考慮和他們分享你主動調適症狀的方式，以及這些方式如何在工作時發揮作用。舉個例子，若你發現在工作中穿插短暫的休息能改善你的認知疲勞並提升工作續航力，別害怕向他人分享這件事。

對工作環境提出調整

在我們看來，若想要求採用不同的工作方式，現在可是最好的時機。自 2020 年三月 COVID-19 疫情爆發以來，勞雇雙方都必須盡快適應新的工作模式，而這些新模式各有優點。

過去有許多慢性疲勞症候群與其他疾患的患者告訴我們他們曾多次要求彈性在家工作，卻都因為資訊系統的不足或資安方面的疑慮而遭拒。而到了疫情期間，這些憂慮似乎在一夕之間就不復存在，而在家工作也成了全新的常態。

當然，這未必是理想的解決方案，尤其是你必須與家庭成員共享工作空間或難以取得工作必須的設備時就更不是了。不過這確實讓員工能以更加靈活的方式工作，像是定時休息、站起來伸展或在地上躺著而不會引起注意、避開尖峰時段的通勤以及穿著更加舒適的衣物。

我可以要求哪些改善？

在英國，勞工有權要求在工作上得到合理的調整措施，且雇主有責任將這些要求納入考量，確保失能或有生理、心理健康狀況的員工在工作時不會身處於相當不利的處境中。

2010年的《平等法案》將失能定義為：會為勞工從事「日常活動」的能力帶來不利影響的重大或長期性精神或生理障礙。[3]「重大」指涉的是比輕微或微不足道更多——舉例來說，你在完成一項日常任務如換衣服時，需要花費比一般情況更久的時間。「長期性」則指持續十二個月以上。

根據《平等法案》，你的雇主應該要對工作環境和工作慣例作出合理的調整，以確保你（作為一位失能員工或應徵者）不因此處於劣勢。你可以參考那份列出工作場合中的難題與解方的表格（參見第166頁）來協助自己釐清哪些合理的調整對自己有益。

3　Equality Act (2010), www.legislation.gov.uk/ukpga/2010/15/contents

如果雇主不同意
我提出的需求時該怎麼辦？

　　首先，這值得再一次談談，試著釐清為什麼雇主會拒絕你的要求。在大部分的案例中，他們只是需要你提供更多資訊和說明而已。我們總會建議患者在引用《平等法案》的條文前先諮詢一下他人意見，因為釐清你提出的要求是否合理非常重要。

　　如果你是工會中的一員，可以聯繫當地的工會代表，看看他們能不能提供協助。如果你不在工會中，諮詢、調解和仲裁服務處（Advisory, Conciliation and Arbitration Service，簡寫為 ACAS，參見第 234 頁）可以提供勞雇雙方關於職場權益、規範與最佳做法等問題免費而公正的建議。

　　如果這一連串的步驟讓人有點不堪負荷（我們完全能理解），還有一些人可以提供協助。首先，我們建議你向主管或人力資源部門提出轉介職業健康專科醫師的需求，他們熟悉大量的調整方式，通常也都知道你任職的組織能做出哪些合理的改善措施。那些專門治療慢性疲勞症候群的機構有時也是一種和具有專業知識和經驗的治療師接觸的途徑。

待業一陣子有用嗎？

　　如果你的慢性疲勞症候群病況已經令你難以承受，或是工作場合帶來的壓力會影響到病情，那麼休一段時間的病假或許是僅剩的合理選擇。然而別忘了，你請病假的時間愈長，重返職場的可能性就愈低。一段超過四週的病假稱為「長期病假」。那些因病告假超過六個月的人日後僅有極少數會復職。[4] 鑑於有大量證據顯示失業對生理、心理與財務健康都會帶來不利影響，我們深信盡可能協助慢性疲勞症候群患者留在職場，儘管必要時得做出調整並減少工時，也會比讓他們請長期病假更符合他們的最佳利益。

回歸職場與適應工作模式

　　如果你的慢性疲勞症候群已經得到跨領域團隊的幫助並有所改善，或許就能將工作時間和強度調整回你罹病前的狀態。對大部分的人而言，這無疑是個再好不過的結果。然而，有部分患者儘管能從事全時工作，代價卻是在工作外的

4　NICE (2019), 'Workplace health: long-term sickness absence and capability to work', www.nice.org.uk/guidance/ng146

生活中只有一點點或幾乎不剩任何精力。

　　我們建議任何因傷病影響自身工作的人，在得到明確診斷與適當治療、有所康復並對自身未來能力有更明確的了解前，先不要做出任何改變職涯規劃的決定。針對慢性疲勞症候群接受完整的專業治療後，你的狀態會有所改善，便能對於平衡工作、疾患與工作以外的生活做出明智的決定。

　　如果重返罹患慢性疲勞症候群前的工作狀態不再可行，其他可行的選擇有：永久性減少工時、改變職務內容、採取彈性工時、調動職務、找一份新工作或新職涯，或者因病提早退休。再次提醒，你的全科醫師、慢性疲勞症候群相關專業醫師或職業健康醫師應該要能協助你做出決定並寫一份該決定所需的相關報告給你。你也可以考慮向專業職涯顧問諮詢，讓他協助你做決定。

　　如果你最後決定長期停工，也別失去希望。我們也認識待業超過十年的慢性疲勞症候群患者最終成功返回職場的案例。

幫助你繼續工作的資金

　　英國的「工作途徑」計畫（Access to Work）始於 1994 年。這基本上是一筆來自中央政府的經費，用於支持與協助有各類需求的人求職與持續工

作下去。你能從中得到的協助取決於你的需求，不過你可以申請下列支持性措施並接受相應的評估：

- 一筆支持你工作上實際需求的補助金
- 對於維持在職心理健康的專業意見
- 對往返求職面試的車馬費進行補助

對實際需求的補助也可能包括用於特殊桌椅或電腦軟體的花費，以及幫助你適應工作內容的訓練和輔導、上下班的交通，甚至是另外再請一個人於工作上提供你實質幫助。你申請後接著就會接受評估，從而得出最適合你與你的工作的協助方式。別擔心，你不用自己想出你需要什麼幫助——他們可是最瞭解什麼方式適合你的專家。

總而言之：

- 我們相信良性的工作對你有所助益。
- 慢性疲勞症候群的患者能工作，也確實會工作。往後讀到第十一章的患者個人經歷，就能從中印證這點。
- 儘量把重點放在工作本領上，同時透過尋求合理而具體的調整措施彌補產能方面的問題。
- 和那些有必要瞭解相關狀況、也能幫助你工作下去，又或者協助你重返職場的人好好溝通。

• 必要時尋求專家建議與幫助吧。

校園中的慢性疲勞症候群

慢性疲勞症候群會在許多方面影響孩子的學習，讓過程
更具挑戰性，這些影響包括：難以長時間保持專注，在吵雜
的環境與考試壓力下也很難集中注意力，而這僅是其中一部
份。無論如何，當我們說到教育時，許多工作場合中通用的
原則也同樣適用，即與相關人士溝通、辨明面對的挑戰和可
行的解決方案，並協調出合理的調整。

溝通為何是關鍵所在？

我們會建議你盡快與學校的教職人員溝通。你的孩子的
老師愈了解慢性疲勞症候群，就愈容易做出必要的調整。如
果教師對於你家孩子會有的特定症狀以及這些症狀之間的差
異性等相關資訊一無所知，可能會有些不必要的臆斷。我曾
遇過許多老師對這種情況滿心困惑：有個孩子可能上滿整天
的課，表現也一切如常，不只好好參與課程還在操場裡跑來
跑去，隔天卻聽到同一個孩子因身體不適而無法出席。你可
能知道這是因為他們前一天累壞了，所以病情才隨之加重，

但教職人員不會知道你的孩子正躺在沙發上、精疲力竭，擔心自己錯過課程，也很想念他的朋友。

我可以提出哪些調整需求？

以下是我們曾與孩童、青少年與他們的父母討論過的調整措施：

- **縮減課表**：謹記這可能表示學習的科目會相應地減少。我曾建議許多青少年患者把中等教育普通證書考試（GCSE）的選修科目從十個減至六、七個。縮減課表表示學生會有較短的上課時間、較少的回家作業、考試與整體壓力。而且他們毫不意外地發現，GCSE科目只要準備這些數量就完全足夠了！
- **較晚或交錯的上學時間**，如果早起對他們非常困難的話
- **能讓他們休息的安靜場所**
- 一張「**暫停**」卡，用於迅速告知教師他們需要休息一下，而不須在那時詳細解釋
- **安排一個好用的置物櫃**，以便收納較厚重的書籍或是裝備

- **電梯鑰匙／通行卡**，讓他們能用升降梯替代走樓梯
- **取得非實體教學課程**與相關學校資源
- **延長作業繳交期限**
- **一些因應考試的特別措施**

　　校方應該會希望將提供給孩子的特殊措施記錄為書面文件，其中內容可能包含孩子病況的具體細節、他們受過哪些專家評估，以及校方同意作出的調整。下列英國機構有在其網站上提供相關計畫的最新資訊（參見234頁）：在學疾患聯盟（Health Conditions in School Alliance）、特殊教育需求與失能相關資訊諮詢及支持服務（Special Educational Needs and Disabilities Information Advice and Support Services）、「為ME行動」組織（Action for ME）。

　　就像工作場合，COVID-19疫情也為就學方式帶來革命性的劇變。當各級學校在關上校門的同時改為在家學習，學生、教師與家長都不得不在一夜之間適應新模式——虛擬教室一個個開設、作業完成後上傳而非實體繳交、將授課內容錄影下來。有部份學生受益於這種作法：例如一位在疫情開始前就來我這裡就診超過三年的十六歲女性學生，當時是她第一次能上完自己所有的課程：不需要通勤、沒有人來人往的走廊，也不會在嘈雜的教室裡分散注意力。或許提供複合

式的教育在未來確實有可行的前景？

哪怕你的孩子只是短期內無法到校上課，也有一些接受教育的替代方案。看看第十一章中漢娜的故事（參見第222頁），或許能讓你對這種替代方案有進一步的認識。在漢娜被診斷出慢性疲勞症候群後，她的青春期的教育與她和父母原先預想的狀況完全不同。之後，她透過私人家教學習，再隨著能力增長提高授課頻率與時長。最後她有能力參加GCSE測驗，也在十六歲後上了大學。儘管走的並非尋常路，但漢娜現在已經從事著她熱愛的工作了。

慢性疲勞症候群與高等教育

若你或你的孩子在大學前診斷出慢性疲勞症候群，你或許對病情早已有相應的對策，中小學的老師們與其他親朋好友也都知道你的情況。然而，上大學通常表示第一次離開熟悉的家鄉，身處學校宿舍、講堂這些新環境，還要在其中過夜，這都容易導致那些有用的對策無法落實。這裡還是要再次強調，對大學中的教職員、同學與同住室友坦誠說明你的情況對你利大於弊。

提前為你的課程規劃作出調整也是值得踏出的一步——最好在你開始上課前就做好調整。多數大專院校的學務處都

有提供學生支援計畫或學習契約，藉此給予學生所需支持，如果你提出自己有失能問題，他們就會為你安排一次會談，在其中討論你的需求。「為 ME 行動」組織在教育和慢性疲勞症候群方面都有很優良的資源可以取用。（你可以在本書「延伸閱讀與參考資料」的部分找到連結網址，參見第 234 頁）其中供大專院校學生參考的調整建議包括：

- 為課程作業訂定**較長的繳交期限**
- **考試的作答時間延長**，搭配特殊試場與額外的休息時間
- **在測驗間規劃較長的間隔時間**，以安排複習時間，在長時間的測驗後也要安排休息日以恢復體力 。
- **提供替代限時測驗的方案：**例如份量較重的課程作業。如此一來學生就能在展示自身所學的同時維持步調並保有休息時間。

提供給大學生的補助金

在英國，大學部與研究生都能申請依據經濟狀況調查結果發放的補助金「障礙學生津貼」（Disabled Students' Allowance，簡寫為 DSA，參見第 234 頁），以補貼因身體不適或失能而產生的

學習相關支出。DSA 提供的補助項目包括：

- 障礙所需設備，如電腦
- 非醫療相關協助者，如專用筆記人員
- 額外的津貼，以彌補出席課程的通勤費用或因應失能採用替代方案所需的之出。
- 其他輔助學習措施：例如必須額外影印校對用的文件副本。

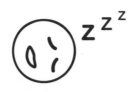

第 8 章

如何給予罹患慢性疲勞的至親
最適切的支持

「每個人都會疲倦呀——至少我就會。」
「你今天看起來糟透了——我想你得坐一下。」
「來嘛，這對你比較好。」

　　以上話語僅是慢性疲勞症候群患者日常對話的縮影。通常這些評論並非來自素昧平生的陌生人，而是來自那些理應最了解我們的人，像是伴侶、孩子、父母和朋友。作為慢性疲勞症候群患者，你向他人傳達病情的說法會大大影響他們如何看待與提供支持。

　　如果你本人患有慢性疲勞症候群，那麼這個章節的第一部分是給你的資訊：這些內容可以協助你思考如何掌握向他人傳達病情的說法，使他們更容易理解實際狀況，以及如何保持堅定從而得到所需協助。第二部分則如本章標題所述，寫給那些希望支持所愛之人的親友。

　　看著重視的人掙扎著應付困境總是令人難受，這時我們

當然會想提供協助或支持，而這也值得鼓勵。然而，你也該警惕自己在這個過程中是否有先入為主的觀念。儘管你立意良善，但你的反應還是可能妨礙至親，而非幫助他們。所以我們也在此提供一些實用的溝通技巧，以及摸清如何才能提供最佳協助的訣竅，包括哪些話不該說。如此一來，你就能成為他們的最佳支持者。

給慢性疲勞症候群患者的建議

作為慢性疲勞症候群患者，你特別有機會讓周遭眾人與親近之人對病情有進一步的了解。

注意用字遣詞

要增進他人對你身上病況的認知，重點在於你與他們溝通的方式，而這始於你的言詞。

日常生活中的壓力與緊繃往往表示每個人都會在某些時刻感到疲累或倦怠。所以當你因慢性疲勞症候群而說出「我好累」「我很疲勞」時，這些語句的重要性常會被不清楚實情的人低估或誤解。每當我（貝弗利）開始與一位新患者合作時，都會先問「你是如何向別人表達、解釋你的慢性疲勞

症候群病情呢？」你不需要遞給別人一整篇有關你病情的論文，但確實也得給他們一個機會了解罹患慢性疲勞症候群會經歷些什麼。要做到這件事，你就得說出比「我好累」這句話更多的資訊。

這裡有些過去的患者對我說明他們慢性疲勞症候群病情的例子，例如：「這感覺就像得了永遠康復不了的流感」，或用「就像走在糖漿裡」表達「四肢疲乏無力」，又或是他們覺得「像是肩上披著一件沈重的斗篷」。另外，一些有腦霧症狀的患者會說他們感覺大腦糊成一團。我還碰過一位病患說他的慢性疲勞症候群就像是「在一場嚴重的宿醉後被公車撞上」當然，這聽起來很極端，但也無疑表達了他當下的感受。

我會和患者們練習一些重點說詞，好讓他們在向熟人、同事或其他新朋友說明病況時能直接運用。我們會盡可能利用能與對方經驗連結的意象，讓他們更容易建立基礎的認識，比如「這有點像是宿醉」或「這感覺就像得了一場流感」。雖然你或許不想一一列出每個症狀，但還是要確認一下你提到了哪些主要症狀，其他人才能清楚了解哪些病況對你的生活品質影響最深。

確保人人都清楚他們扮演的角色，
以便盡可能提供協助

家庭、友誼和其他人際關係的互動模式都經過長年的建立。每個人都有他們在關係中扮演的角色，像是主導者、娛人者、協調者或智多星（通常是發生緊急狀況時，大家求助的對象）。診斷出慢性疲勞症候群可能改變這些在大家的認知中既存的互動模式，所以重整人際關係非常重要。

和你的伴侶、孩子、父母和朋友坐下來，坦誠相待吧。好好討論大家（包括你）可以如何改善溝通技巧，以免有人感到厭煩、受冒犯或誤解等狀況。

你可以事先規劃好你想說的話，像是：

- 我目前的病況是怎麼一回事。
- 我的主要症狀有這些，從而導致我有哪些感受及影響。
- 這是罹病的實際狀況，而這是我們克服的方式。

這可以建立一套清楚說明病情的方式，而非只說你感覺很不舒服，然後期待你的親朋好友自動明白該如何應對。別忘了，他們愛你，但總不能期待他們會讀心吧。當然，你可以直接說你覺得糟透了，但記得補充說明「我需要什麼才能

改善現況」。

　　具體說明你的需求以及其他人可以如何協助你非常重要。當家長或伴侶心懷善意地想伸出援手，卻不清楚該怎麼做才能「幫上忙」，最後可能會在無意中變得有些霸道。另一方面，如果你過去是個非常獨立的人，那麼親友也可能會擔心問你需不需要幫助可能會觸怒你。

　　這經常會發展成關係中的重大問題。雖然有些人會說他們的伴侶「本就明白」該怎麼做，例如何時該送上一杯咖啡或接手一件事，但其他人的親友會發現自己很難適應這種新互動。

　　下次有人問「我能幫上什麼忙嗎？」時，與其趕走他們，不如花點時間思考一下你的回應。具體的行動（像是幫忙到學校接孩子、簽收包裹或是整理院子）對你來說有助益嗎？又或許你需要的其實是一點呵護，或者帶你出門散心？

有主見點，別那麼被動

　　有位許久未見且知道你罹患慢性疲勞症候群的親密好友邀你參加一場晚間聚會。從過往經驗來看，你知道今晚會從酒館小酌開始，接著吃晚餐，最後再去其他地方喝更多酒。其實當你讀到那封訊息時馬上就知道自己已經太累了，承受不了一整晚

185

都待在擁擠的酒吧、在震天巨響的音樂與酒杯碰撞聲中試著跟上數個同時進行的對話。你想著：「他們明明知道我有多累，為什麼還要找我去一間擁擠的酒吧罰站？」

此時，對你的顧慮隻字不提、沒說任何理由就拒絕這個邀請是個誘人的選項，又或者你也可能在拒絕邀請的同時長篇大論你無法加入的理由。不論哪種回應都可能導致你和朋友之間產生摩擦。

你甚至可能因為擔心冒犯到朋友或是唯恐錯過與親友共度的時光，明明自己沒那麼想出席卻還是答應邀請──但你往往會在事後付出代價。那麼，你該如何是好呢？我常常請患者想一想他們該如何回應這種邀約。

如果你想拒絕，可以試著說：「我今晚真的很想去，但你也知道我有慢性疲勞症候群，現在的體力沒辦法在外面待一整晚。你可能只需一天就能擺脫宿醉，而我就算滴酒未沾也得用上兩到三天。」

不過，如果你真的很想去，也可以試著主動出擊，而不是被動地跟著他們的提議走或全盤拒絕。告訴你的朋友你很想去，然而，你需要稍微更動一下他們的行程。與其馬上拒絕邀請，你也可以說：

「我很想和你們一起共進晚餐，但整晚在外同歡對
現在的我來說有點超出負荷。從一開始就加入的
話，我能待個一小時，可以在你們吃晚餐前和你們
碰面嗎？」

　　或是：「你們提議的地點在週五晚上會很擁
擠。我們可以換到離我家近一點的地方嗎？或者其
他我們可以提前訂位，以確保到時候我能有位子坐
的店家？」

　　又或是：「我很想和你們敘舊，但我現在的狀
態沒辦法和大家一起出去，我們最近可以試著一對
一見面嗎？」

　　這都是為了協調出一套對你來說日後也可行的
社交方式。你還是該以找出自己能參與活動的方式
為目標，同時讓親友知道如何提供協助。坦誠以對
並找出一些合適調整的計畫意味著你的朋友不僅會
更了解你的狀況，也會開始提供解決方法。你可能
會發現同一位朋友在六個月後來找你時說的是：
「現在我知道你沒辦法整晚和大家同樂了，所以我
選了這個比較安靜也離你更近的地點，這樣我們就
能好好敘舊啦。」

給慢性疲勞症候群病患身邊支持者的建議

從我們的經驗看來，患者的支持者大致可以分為兩種。一種是過度保護型：他們一直在關注患者的症狀變化，尤其是疲憊，還時不時叮嚀患者該「放輕鬆點」「你看起來需要休息一下」或是「別擔心，我會處理」。

另一種則是不屈不撓的正向積極型：「來嘛，這對你百利無害」和「堅持下去，你沒事的」。兩者都可能讓慢性疲勞症候群患者感到不快或不被理解。你提供的支持應該取決於你協助對象的需求，而這一向都得從搞清楚他們希望你扮演的角色開始。

別自作主張——先問問他

讓你的支持對象有機會說明自己的慢性疲勞症候群狀況以及這為他們帶來的影響，這可是重要的一步。你該盡可能讓對話保持輕鬆無壓力，才能讓他們感受到自己能在此坦誠相告。如果你很擔心自己說錯話，可以直接問：「你會介意我在覺得你需要休息一下時直接說出來嗎？」

請提供確實有用的幫助。「我能幫上什麼忙」是個十分

有力的問題，但別忘了，這也包含積極傾聽對方的答覆。

不少人都會接受實際的協助，像是接送孩子上下學、預約掛號或分擔家務，但還是要讓他們保有你協助範疇的最終決定權。如果當事人說「我沒事」或「我還不需要幫忙」，你可以試著溫和的詢問，但如果得到了明確的拒絕，也該尊重他們的決定。

鉅細靡遺地研究慢性疲勞症候群也是一種在支持者身上頗為常見的行為。然而，在開始閱讀大量研究報告前，請先問問你協助的對象，這麼做對他們有沒有實質幫助？如果有，那麼他們有建議你讀某些特定資料嗎？他們通常從哪裡取得相關資訊呢？

給他們一點自我調整的空間

看著他人掙扎確實令人難受，想要提供幫助也是人之常情。雖然對於正在執行自我管理慢性疲勞症候群病情的人來說，親朋好友可能會成為絕佳的支持者，但他們也可能在不知不覺中造成阻礙。

想像一下這個情境：你患有慢性疲勞症候群的伴侶正在屋外從事園藝，他費心整理了整個上午，你因此擔心起來，於是走出門說：「來嘛，我想你已經做得夠多了，休息一

下，進來吧。」結果你的伴侶因為你要求他們停下而感到惱怒。他們就是想先把手上的工作完成，而且為了證明自己能做好這件事而把自己逼得更緊了。這讓他們整個下午都陷於極為惡劣的情緒中，而你對此的回應是：「我就說你該休息一下嘛。」

不難看出這種互動會在你的關係中橫插一筆，導致不滿、怨恨。要避免發生這些事，其中一種方式是事先就說好哪些做法可行，而哪些則行不通。或許你的伴侶會自行留意狀況並決定何時該休息，又或者你們達成共識，當你認為他該休息時可以到外頭朝他們點頭示意，而不是其他過大的反應。你甚至什麼話都不用說，只需用一個動作（例如給他們一杯茶）暗示他們該暫停一下。試著避免以「我覺得你該……」「你是不是該……」這種字詞開頭進行對話。給這些你所重視的人調整自身狀態的空間吧，讓他們自己表達需求以及哪些事你能幫上忙。

另一個例子會發生在婚禮這種大型社交場合。與其說「我覺得你看起來很累，該休息了」，不如事先商量好底線，比如說：你答應在親友用完餐或喝到第二杯酒時提醒他們曾要你在這時提議到安靜的地方坐下來休息一會。如此一來，你提議他們休息一下並不是因為你認為這樣比較好，而是你事先已經取得他的同意，而這是他們對病症進行自我管

理的一環。

不要頻繁詢問症狀，也別做太多臆測

如果有人不斷詢問你感覺如何，你會有什麼反應？很可能會十分惱火，對吧？頻繁確認症狀、指出對方看起來很疲憊——或者相反，充滿活力——都會令人感到厭煩。

同樣地，也儘量不要僅憑他人外在表現出的樣子去臆斷他的感受。或許他們看起來明顯就很累或精力充沛，你很容易脫口而出「你看起來糟透了」或「你看起來精神飽滿，肯定過了很棒的一天吧」這種話，但你其實並未了解他們當天的感受如何。

有時你可能會搞砸，別太自責

儘管你已經做好了一切準備工作，偶爾還是會說錯或做錯某些事——而這也沒關係。維繫這樣的關係可能並不容易，所以你也該留給自己一點時間，和其他人聊聊並找到能支持你的力量。

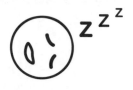

第 9 章
該問醫護人員哪些問題

　　帶著慢性疲勞症候群生活是種挑戰，在病情嚴重時尤其如此。由於人們對這種疾病及其治療方式所知甚少，醫師與其他專業醫療人員經常難以得知要如何給予慢性疲勞症候群患者最適合的幫助。互相誤解或無法理解彼此的意思都是常見狀況，這也會對雙方帶來挫折感。

　　找位醫師協助改善症狀對你來說是很重要的一步。儘管在約診前有焦慮等各種情緒都是再正常不過的反應，但也別忘了，尋求專業協助就是向著取得清楚可靠的診斷結果、辨識你的症狀等進展邁進一步。這也會為你鋪出一條制定有效計畫的路途——這個計畫將有助於你在症狀以及工作、家庭和社交生活之間達到平衡。

　　本章內容旨在幫助你於醫療體系的門診中盡可能得到最大成效：你可以做哪些事前準備、如何掌握對話主導權、門診過程中可能討論的事項以及你或許會想問的問題。

家庭醫師或慢性疲勞症候群專業醫師：
我該尋求誰的協助？

如果你已經出現慢性疲勞症候群的前兆或症狀，那麼第一站應該先到全科醫師或家庭醫師的門診看看。

在預約門診前

- **去預約看診吧：** 不需要對此感到難為情或覺得自己在浪費別人的時間。醫護人員受過許多訓練，也有惻隱之心，他們可以駕輕就熟地協助身患各種傷病的人，而且所有你提供的資訊也都會受到保密。

- **寫下來：** 在你就診前，先養成記下各個症狀與其嚴重程度的習慣吧。可以把這些資訊記在你的日記、手機裡，甚至錄一段語音紀錄都行，隨你喜歡。

- **有很多內容想說嗎？** 你可以考慮預約連續兩段門診時間。英國的全科醫師看診時間為全歐洲第二短，根據一份 2017 年的研究所述，他們平均每次門診只持續了九分鐘左右。有些診所會提供預約兩段門診的選項，但也切記可能會需要等更久才能排到診。診所也可能提供你電話看診或線上看診的選擇（參見下文中

的建議）。

門診當天

- **預留充足時間**：要去看這個對你來說很重要的門診或許會使你感到焦慮，而這時沒有什麼比匆忙前往更糟了。試著在看診當天預留更多時間以減輕一些壓力吧。把你的門診視為當天最優先的事項。舉個例子，如果約在上午，就別在看診前排任何行程。如果你打算搭大眾運輸前往，就先確認好時間表；如果自行開車，也要給自己留一些前往診所與找車位的時間。在候診室待一會好讓自己平靜下來，這樣一來，你在被叫號時會比較冷靜，也準備好看診了。

- **需要協助嗎？**考慮帶個朋友同行吧。在問診過程中，回想與吸收新知對於認知都是件十分費力的事。所以如果可以的話，帶一位朋友陪你去看診吧。如果你打算帶人，可不能輕忽事先進行討論、對他們當天扮演的角色有所共識的重要性。雖然你希望他們在場提供協助，但肯定不希望他們搶著替你回答。在我們的經驗中，善意的伴侶或友人常常認為由自己主導對話能幫上忙，但這可能反而浪費患者和醫療人員之間寶貴

的討論時間。想想你的同行者能在哪方面提供協助，並明確告知他們。你需要他們在你忘記哪些事時作出提醒嗎？或是幫忙做筆記？

四個充分利用線上看診的方法

COVID-19疫情為我們取得醫療資源的方式帶來重大影響，促使我們轉而尋求電話或視訊諮詢。從數據中可以看見，英國的家醫科診所光是在2021年九月就已經累積2850萬筆約診紀錄。

雖然大部分預約仍為面對面看診，但當中也有1000萬人採用電話看診以及14萬人透過視訊諮詢。[1]

不想要線上看診嗎？和診所人員說一聲吧。線上看診可能方便得多，但如果你覺得不自在，就在預約時告訴他們你還是希望能當面看診吧。電話諮詢也變得愈來愈普及，好處在於這是我們更熟悉的科技產品，然而這也會使雙方失去溝通時的視覺資訊。

1　NHS Digital (2021), 'Appointments in General Practice – September 2021', www.digital.nhs.uk/data-and-information/publications/statistical/appointments-in-general-practice/ september-2021

　　非實體看診和當面看診的運作方式並無二致：會有一位醫事人員提供見解，並在必要時將你轉介至相關專業的醫療服務。儘管因為COVID-19疫情影響，大部分的人在過去幾年於公於私都有許多利用Zoom、Teams、FaceTime等平台的機會，但是當你預約到一場非實體看診時，還是要做些準備：

1. 事先測試設備：螢幕當掉或麥克風沒聲音都挺讓人受挫，所以事先找個朋友進行測試通話吧。房間光線充足嗎？螢幕上能不能看清你的臉？可以利用自然光，盡可能坐在面對光源的位置（背對窗戶可能會讓你的臉蒙上一片陰影）。麥克風有沒有正常運作？

2. 看診當天：把手機放在身邊以免網路連線出問題。

3. 淨空房間：如果你的伴侶在家工作，請他們在你看診期間保持安靜，因為背景雜音會干擾到你和醫生雙方。如果你育有年幼的孩子，可以的話還是先幫他們安排托育吧，這樣你才能全神貫注在看診上。

4. 準時赴約：請用你對待當面看診的態度去對待虛擬看診，要守時、做好事前準備並在手邊準備好筆記或小抄。

看診期間

- **長話短說**：即使你約了連續兩段門診，對於你能在其中提供多少資訊，務實一點還是很重要的心理準備。醫生並非不在乎這些事，但也別忘了全科醫師通常一天得看幾十個病人，所以這是一場確保你能充分利用諮詢服務的雙向互動。

- **簡要的筆記很好，但別準備太多資料**：雖然將幾項要點列為簡短的筆記有助於看診過程，但儘量不要帶上你從網路上印出來的成堆資料給醫生看。翻閱成堆的文件對你和醫師來說都不是充分利用有限時間的好方法。

- **掌握自身健康狀況**：你是最了解自己感受的人，儘量不要說出模糊的敘述或是列出一長串清單。試著具體指出哪些症狀正在影響你的生活品質，以及你在就診前採取過哪些措施。舉個例子，「我做了這些調整」和「我在這些方面還需要他人協助」遠比只說「我覺得糟透了」或「我覺得自己都不像自己了」來得有用。

- **多問問題**：如果你有疑慮，就請你的醫生再重複一次或是說明清楚，你不該在結束看診時還對得到的建議

抱有疑問。舉例來說，你可以問醫師「接下來該怎麼做」或「我要持續做這件事多長時間呢？」

- **保持心胸開放**：如果醫事人員提供了一些不如你預期的建議，也別急著拒絕，先讓他們說完。雖然你是最了解自己的生活和症狀的人，但他們對於幫助身患各種疾病的人取得診斷、進行適切的管理計畫有豐富的經驗，對於在疾病與工作、學習、家庭生活之間取得平衡也是。當你和醫事人員之間建立彼此尊重、互相信任的關係時，才可能有最顯著的成效。當我們看見或讀到慢性疲勞症候群患者對診療他們的醫事人員給予輕蔑的評語時，往往感到十分痛心。儘管我們承認這種態度也可能是因為他們碰到不了解此症的臨床醫師而遭受了糟糕的診療經驗，但根據我們的經驗，糟糕的醫病關係對患者帶來的傷害終究還是比對醫師更大。

- **帶著一套計劃離開診間**：你需要預約下一次回診嗎？有沒有被轉介給其他相關專業的醫師呢？當你有疑問時，該找誰求助？

第 10 章
轉診至相關專業服務

我們在本書至此為止的內容中已經談過一些通常被歸類在自救或自我管理的對策。然而我們都清楚，要改變自己的習慣和信念，或養成有益健康的新習慣有多麼困難。我們都知道自己做為人類該吃得健康一點、適量飲酒並經常運動——然而，僅有極少數的人能持續執行這些我們都清楚自己該做的事。再加上那些罹病後在生活中要面對的麻煩事（特別是那些會導致認知疲勞的狀況）要在生活中持續實踐那些有利於健康的想法可是件難事。你讀下去就會發現第十一章中所有願意分享自身經歷的個案都有專業人士協助。

本章旨在檢視各種患者目前可取得的專業協助，以及那些可以為個人專屬康復計劃建立基礎的療法。

我可以取得的專業協助有哪些？

對你的症狀進行初步診察並取得初步診斷的過程很可能由你的家庭醫師進行，第九章的內容就著重於若要充分利用

門診時間需要哪些準備過程，以及一些就診時可能派上用場的問題。

　　無論如何，你的家庭醫生很可能將你轉介給相關的專業服務以讓你取得更適合的協助以及量身訂作的計畫。在理想狀況下，這些專業服務單位會由經驗老到的跨領域團隊組成。團隊中的健康相關專業人士可能包括：

- 職能治療師
- 物理治療師
- 臨床與諮商心理師
- 護理師
- 認知行為治療師
- 營養師

對於初診，我該抱有怎麼樣的期望？

　　會有一到兩位團隊成員為你說明該服務的內容，而他們主要的目的其實是聽你講述自身的經歷。請你慢慢來，準備好你想讓他們知道的內容。對你來說，這不僅是個讓這些專業人士知道你有哪些症狀的機會，你也會藉此讓他們知道這些症狀對日常生活和其他特殊活動造成什麼影響。

通常你會在初次面談前收到一份問卷。你可能會覺得之前已經回答過許多其中的問題，填答過程也枯燥乏味，不過對治療師來說，這可以十分有效地事先蒐集資訊，用於考量該和你深入討論、了解哪些方面。如果你有持續記錄每天的活動與睡眠狀況，也把這些紀錄一併帶去吧，它們可以提供非常寶貴的資訊。

別忘了，你接著要面對的是一群了解慢性疲勞的人，所以如果你在過程中需要休息一會，只要說一聲就好。

接下來會怎麼做？

在門診進入尾聲時或是門診結束後過一會，這些治療師們會討論哪些方案適合你，再對你說明他們的建議為何。治療師會根據科學實證、他們診療慢性疲勞症候群患者的臨床經驗，以及最重要的一項——你的實際經驗——作為診療的基礎。這對你來說也是個盡情提問的機會，可以提出任何疑慮，直到你確定自己能接受他們提出的建議為止。

邁出第一步

不論為你規劃的建議作法為何，通常都會始於回顧你當

下的應對方式並判斷它們有多少效果。盡可能誠實說明你管理自身健康的情況──或許你的午睡時間很長，又或者唯一的休息時間是在夜裡跳上沙發看電視。治療師的目的不是對你作出評斷，而是傾聽你的說法並支持你找出最有效的策略。他們也會探討到你在做出改變或進行有利健康的措施時可能經歷的難處。我們認為不論他們支持你做出什麼樣的改變，那些都是可行且實際的建議。

量身訂作的治療計劃可能包括哪些事？

你的治療計劃可能以下列治療中的一項以上作為核心來進行。

活動管理

你在會談過程中有機會與治療師一同分析你的日常活動。治療師可能會介紹一些較新穎或你不熟悉的策略，並對你至今為止的部分做法提問、辯證，以及鼓勵你嘗試做出具體改變。他們可能會給你信心去評估自己在日常生活中身體、心理與社交活動達到平衡的程度，並努力追求更進一步。有些做法可能需要你離開舒適圈，不過治療師會透過挑

戰你的既有認知，以及協助你釐清與克服做出改變時所面對的阻礙等方式幫助你進行下去。（那些阻礙包括罪惡感、社會常規，以及自我期許和他人期許所帶來的壓力）這些改變的終極目標都在於協助你在所有重視的活動中找到平衡，並堅定你的意志。

　　依據我們的經驗，一旦你找到穩定、平衡又能長期維持的活動範疇，就有可能逐步增加活動量，而這建立在把休息的空檔和恢復期都一併納入日常作息的前提下。活動管理當然也會將你的睡眠狀況納入考慮。如果睡眠對你一直都是個大問題，或者你的治療師擔心你有睡眠障礙，他們會進一步將你轉介給睡眠專科醫師以釐清狀況。

　　不幸的是，偶爾的復發（有時我們也說這是「突然發作」）仍無可避免。治療師會協助你找出潛在的警訊，盡可能有效利用這段時間克服它們——而非讓它們擊敗你。以下的示意圖由北布里斯托國民保健服務體系的疼痛與疲勞門診繪製，這也是應對「復發坑」的實用指引。

漸進負荷運動治療與認知行為治療的注意事項

　　在我們於慢性疲勞症候群臨床治療領域工作的期間，關於心理與物理治療——準確來說是漸進負荷運動治療（graded exercise therapy，簡寫為

哪些事能幫你度過復發？

- 認知到自己正在復發
- 允許自己做出必要反應，像是走動作慢下來、尋求協助等
- 試著在家附近走走、散步一會
- 避免長時間休息，以頻繁的短暫休息取代

- 試著留意負面想法與其出現的模式
- 試著不因復發而批判自己
- 用一些更有效的念頭提醒自己，像是：「這都會過去」、「我會克服這一切」和「我一直在盡我所能」
- 用點有舒緩效果的用品，例如熱水袋
- 提早和你的醫生規劃（使用額外藥物的計畫，度事先徵求他人協助
- 過完復發期後也別忘了減少用量
- 規劃一些你喜樂在其中的事，在你開始覺得好過一點時進行
- 嘗試聽音樂、看電視、玩益智遊戲（就算每次只持續一小段時間也無妨）
- 確保你正常進食並攝取充足水分。有時候少量多餐比一次吃一大份餐點更容易

這個坑是症狀加重之處，一像是感到寂寞、精疲力竭、厭倦、孤獨感與焦慮

哪些事會讓病情惡化？

- 忽視症狀變化並「奮鬥到底」
- 不與其他人談論你的復發與相關需求
- 退縮或焦慮逃避
- 睡太久，尤其在白天睡覺
- 長時間無活動
- 自我批評
- 陷入無助於現況的念頭中，像是「我束手無策了」或「我本應做得更好」

可能的風險因子

- 過度勞累
- 不接受或不承認自己的極限
- 答應完成太多事情
- 不按部就班、不分輕重緩急或缺乏規劃
- 急或缺乏規劃
- 壓力，尤其是長期性壓力
- 生活中的重大事件
- 身體不適期間
- 做太少事／活動量低
- 天氣
- 漸入佳境時

症狀通常是各種因子層層累積的結果，而這些因子可能每次都不盡相同

復發坑

WARNING

GET）與認知行為治療（cognitive behavioural
therapy，簡寫為CBT）一直都有許多爭論，各方
都堅持自己的立場。

　　比起為這場爭論添柴加薪，我們更想鼓勵你別
只看這些字母縮寫，而是與治療師接洽討論心理治
療（見下文）以及那些注重身體活動的療法（參見
第209頁）能為你帶來什麼幫助。

心理治療

　　採用心理療法並不表示你的生理症狀都出於想像。慢性
疲勞症候群是種複雜的疾病。此外，就我們所知，相關症狀
也會影響體內許多系統，包括腦部。再說，你對外界與內心
世界的看法都可能影響心理健康，而這又可能導致焦慮或情
緒低落等狀況。這正是心理治療能幫上忙之處。

　　你的治療師會根據不同的理論模型決定介入措施。下圖
將我們先前提過的認知行為治療做了精簡的整理：

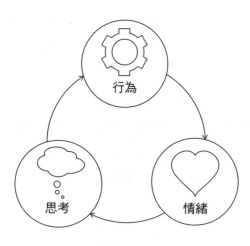

CBT（認知行為療法）

　　然而，我（貝弗利）在近十年內也有注意到一些專業機構逐漸引入其他以心理學為基礎的介入措施，像是接納與承諾療法（ACT）、慈悲焦點治療（Compassion Focused Therapy，簡寫為CFT）與正念療法等。這些療法的重點與認知行為治療不同，有助於患者發展出對病況更完整的認知與應對技巧。

　　你的治療師未必會使用這些專有名詞，在治療你時也可能會運用到不同方法中的內容。有一點值得重申，就算我們身上並無持續性症狀的額外負擔，每個人也都能在某些時刻發現這些療法對自己有益。別忘了，接受任何治療師的診療

都是在建立合作關係。你們會共同探索是哪些因素導致焦慮感或情緒低落，也會對於要讓病情好轉得採用何種策略達成共識。

　　成年的慢性疲勞症候群患者早已累積了許多年的思維、感受與行為模式。我們都會依據經驗與環境發展出各自的處事方式，這些過程大多無意識且自然而然。然而，有些既有模式其實對你沒有助益，甚至可能不利於應對像慢性疲勞症候群這種病症。你的治療師能協助你在意識中辨識出無助於改善健康的模式，接著再找出能使狀況好轉的方法。

　　以下兩個案例探討或許有助於說明心理治療的好處。

茉莉，44歲

　　茉莉長年受生理及心理上的疲勞所苦。在我們初步交流時，她就能指出自己正陷於行為程度起落的循環中。

　　我們分析了她明知會加劇症狀到不得不休息，但她卻仍持續自我要求的原因，茉莉注意到這大多源於罪惡感，她嘗試繼續用她一直以來的——或者更真實的心聲是：她認為一個好媽媽、好妻子該做到的方式照顧家庭，她對自己十分嚴格，覺得自己老是什麼事也做不好。

茱莉當時同意接受一位團隊中的臨床心理師治療以深入瞭解這種心理。她事後告訴我，這段療程就是促使她改變行為模式，從而有效改善症狀的關鍵。她承認有時候罪惡感或者「我應該這麼做」「我一定得完成這件事」的念頭還是會浮上心頭，不過她現在可以辨識出這些對她無益的想法，也能透過之前學會的技巧避免重新陷入舊時的反射性思維中。

她說她試過各式各樣的應對方式，最後發現效果最好的是以一段簡單且正面的自我陳述，例如「我已經盡我所能」或「休息一下不會怎麼樣，我可以明天再完成這件事」來回應那些念頭。與這些策略同步進行的措施包括：與她的家人充分溝通，重新釐清她作為母親和妻子的責任，學著充分休息並對自己好一點。

約翰，41歲

約翰說，要在能恢復體力的休息和放鬆，以及進行活動兩者之間取得平衡對他來說極為困難。他試過事先安排每天的休息時段，卻發現每當他坐下來、將注意力從原先進行的事上移開，大腦就會開始胡思亂想。他提到了一些

不斷出現的想法，像是：「我再也無法感到全身舒暢了」「我的帶薪病假請完後該怎麼辦？」以及「我會失業嗎？」可想而知，這些念頭令他焦慮，他也發現這使自己難以休息，反而還消耗掉更多精力。

透過治療師的協助，約翰開始讓這些念頭緩和下來，同時也逐步遠離諸如此類的想法，以「專注在當下」取而代之。他練習了一些正念技巧，休息時間也逐漸變得舒適愉快且能恢復體力。

物理治療

不可否認，人的身體生來就是要活動。所有具功能性的活動——不論何種程度都需要體力、耐力、穩定性與柔韌性。舉例來說，就算是淋浴、洗頭這種簡單的活動，都需要做出跨過浴室門檻、保持站立五到十分鐘、伸手到頭頂清洗頭髮、關上蓮蓬頭並走出浴室等動作的能力。

同理，去一趟超市也需要徒步、推購物車、伸手到較高和較低貨架、把商品從購物車裡拿到收銀台的輸送帶上，以及最後收進購物袋並揹在身上或放到車上的體力。出門上班則可能需要徒步或開車一段距離，爬上階梯並在辦公桌前坐

一整天。

如果這些活動對你而言很重要，你現在卻沒有體力完成，或許就該試著諮詢專家，好在顧及安全的同時將身體活動納入日常生活中。在諮詢中，熟悉慢性疲勞症候群和勞動後倦怠的治療師會幫你分析身體功能，協助你找出能夠帶來益處而非傷害的活動。

如果你希望提升身體的耐力，物理治療師或職能治療師會先找出身體未訓練時的基礎活動量。這是你每天能自在運用的活動量，而非極限值，包括你能走多遠、坐或站著多久或是你能進行一項機能性工作（如切菜）多長時間。如我們在第四章所述，我們對於自己每天做了什麼事的記憶可能會有差錯，因此最好確實記錄你實際上能做多少事。

多數人身上都有追蹤身體動態或至少能計步的小裝置，這對部分患者很有用，不過對其他人來說自己計時或計數就行了。將這些資訊告訴你的治療師，你們就能接著討論如何為你更進一步的活動制定基礎量。可能會直接採用你平時一週生活的平均值，不過也可能有細微差異，又或許還需要更多嘗試與探索才能找出適合你的基礎量。當你得出可以舒適自在的基礎活動量後，就可以試著每週在生活中納入四到五次，中間可以休息幾天！如果你可以承受這個基礎量，接著就能和治療師討論如何逐步提升活動量了。

　　費歐娜的故事可以讓你對身體活動計劃的實際運作情形
有點概念。

費歐娜，27歲

　　費歐娜是位妙齡女性，在罹患慢性疲勞症候群前過著
十分忙碌的生活。她在倫敦市中心的金融機構任職，同時
活躍於社交生活。運動鍛鍊不太合她的胃口，不過她每天
早上都得走二十分鐘到地鐵站，而且也挺喜歡跳舞。

　　我（貝弗利）剛認識費歐娜時，她每天都用大把時間
癱在沙發上休息。在情況較佳的日子裡，偶爾會有人邀她
到酒吧或餐廳，而這些過程都包含比她習慣的時間更長的
步行、坐與站，因此她肯定會累壞。費歐娜選擇著手進行
的身體活動就是：坐挺身子與步行。我們花了一點時間才
定出活動基礎量，因為費歐娜一開始完全高估了自己能承
受的活動量，她的體力和症狀開始起起落落。

　　經過幾次療程以及大量的活動紀錄，費歐娜將她的初
始基礎量設為在高背椅上坐十分鐘以及在她的庭院裡散步
約五分鐘，接著用半年的時間將這些基礎量逐步提升。期
間也經歷過幾次復發——這表示費歐娜的活動量需要退回
上個階段——這十分打擊士氣，不過她最後還是持續將這

些基礎量向前推進。當她能承受的行走量達到十五分鐘後，她開始對一週進行五次這項活動感到無趣，但我們也發現當她遇見一位每天遛狗的朋友時，這就成了一項令人愉快的活動。

當費歐娜完成她的復健計畫時，她每天能走三十分鐘、坐著超過一小時，這十分有助於她繼續參與那些重視的機能性活動。

在專家支持與復健計畫中取得最佳成效的七個方法

1. 儘早尋求協助

2. 為初診做好充分準備

3. 對專家提供的建議抱持開放心態

4. 在療程中保持配合

5. 即時提出你的顧慮

6. 如果你覺得哪裡不對勁──包括你和治療師的關係──就提出來。

7. 別忘了我們所有人都有需要幫助的時候

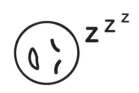

第 11 章
患上慢性疲勞後的生活

　　對於許多患者來說，慢性疲勞症候群是種影響他們終生的疾病。然而，有些人確實能大幅康復，生活也恢復到與罹患慢性疲勞症候群前相似的狀態。我們相信不論是這些人本身還是他們嘗試的多種康復方式，都能讓人從中學到許多。我們倆在從業時與身患此症的人們密切合作，在這些過程中親眼目睹了希望感為患者帶來的力量。鼓勵他們保持信念——相信一切能改善、會好轉，他們也可以再次享受良好的生活品質——對他們有舉足輕重的影響。慢性疲勞症候群可能會使人陷入極為孤立、滿心氣餒的狀況，而且一般來說，在網路上比起正面案例更容易搜尋到較負面的故事，耳聞的消息也是如此。

　　因此，我們在本書寫作之初就決定了要以一些充滿希望的故事作結。下文是那些經歷過慢性疲勞症候群的人自己開口分享的康復故事，希望他們的經歷能給其他人帶來前所未有的樂觀。

詹姆斯，42歲

　　我的症狀在 2017 年初次現身，當時我在九個月前罹患過嚴重的心臟感染，在痊癒後再次感到不適，而這次總感覺康復不了——我變得愈來愈累，不得不用愈來愈多的時間休息。這逐漸演變為一連串的身體症狀，從疲憊、呼吸困難、頭暈、解離，到無法長時間站立、焦慮與心悸。

　　作為一名律師與兩個孩子的父親，我早已習慣一刻都不得閒的生活，而且我也喜歡鍛鍊身體。然而，我的症狀卻到了令我感到震驚不解的程度。我透過家庭醫師轉診到專業的疲勞診所，接著被診斷出慢性疲勞症候群。這個診斷揭開了事實，因為那時我總懷疑是否真的有人能告訴我究竟出了什麼差錯。有人對我解釋說，我的戰或逃反應（fight-or-flight reaction）其實一直持續卡在開啟狀態。

　　對我而言，必不可少的治療是認知行為治療與冥想。我那時開始使用 Headspace 冥想應用程式，然後練起了瑜珈（這是種全新體驗），週週都練的習慣也延續至今。我同時還用了積極肯定句的技巧（定期重複一些簡短的積極陳述句，促使正面積極的思考）。

　　某方面來說，工作也是我的其中一種「藥」。有段時間我只能在家工作，但擁有現代科技與一組能支持我的團

隊都表示我可以盡可能維持正常的工作狀態。不過，這還是一次極為痛苦的經歷，不僅對我來說如此，對我這些年紀尚幼的家人亦然。

當我感覺生活中的一切都在經歷永久性的改變時，工作就像是一種維持正常的方式。每天的工作使我神智清明，也讓我保持精神上的活躍。我熱衷於工作，也能在合理範圍內盡可能多做一點。我知道我對工作充滿熱情、享受其中，也因此大多動力都來自於工作，於是，保險起見，我請人資部門的同事在我看起來想擔下太多任務時成為「我的守護天使」。

我的狀況是必須教會大腦預設的思維循環轉變為正面積極。到戶外走走、短距離散步以及笑幾聲（就算只是看了一點電視上的喜劇）都能達到效果。當我可以回去上班時，第一時間的感覺是欣慰於回到這些共事多年的同事身邊，還有一種成就感油然而生。不過與此同時，通勤上班也是重返工作場合的一大障礙。當時我的大腦已經陷入一個老是告訴自己做不到的循環裡了，而認知行為治療則協助我打破這個循環。讓我回歸「生活」的治療方式主要是認知行為治療結合運動療法，而其他作法——如正念、冥想、瑜伽和善待自己——也提供了支持。

關，30歲

　　我得到慢性疲勞症候群的診斷結果時已經病了六個多月，這個疾病對我當時的生活產生了深遠影響——我無法工作，除了短距離散步之外無法進行任何運動，社交生活和人際關係受損，也無法獨立生活、照顧好自己，所以我就搬回家與父母同住了。

　　萬幸的是我一確診為慢性疲勞症候群就被醫師轉介給治療師了。我和她合作了八個月，共同訂出一套適用於協助我康復的計畫。首先我們釐清了我的活動、休息與睡眠基礎量，並適時嘗試增加（如運動或社交活動）或減量（例如睡眠）。我們也探討了我有哪些想法、感受和行為會導致病情持續，以及如何去挑戰、鬆動這些習慣。

　　這條路走起來並不輕鬆——其中包含許多淚水、絕望與大量努力，但我相信這個療程，也相信治療我的專家。她引導我、挑戰我，也幫我重新審視自己的病情，著眼於達到的進步以及我能做到的事——而非做不到的事。運動鍛鍊、改善睡眠品質（而非時長）、挑戰並鬆動那些我對罹患慢性疲勞症候群意味著什麼的猜想，以及透過可控的方式持續增加活動量等都有助於讓我在康復上取得大幅進展。

　　不幸的是，慢性疲勞症候群不會給你「休假」或「假期」。因此，這個計劃最難的是每天都堅持執行。不過，我想這也是我有所好轉的關鍵所在，就算我累得無法將一隻腳挪到另一隻前面，避免任何形式的狀態起落還是非常重要。

　　親朋好友也給了我許多幫助，當我知道如何清楚表達我需要他們幫什麼忙後，他們就一直陪伴在我身邊，也有能力給我最好的支持──就我而言，我需要他們協助我承擔應有的責任。

　　經過數月、數個階段的康復後，我現在已經回到工作崗位了。我每週慢跑三次、恢復與朋友同住的獨立生活，並在全球流行的疫情中盡可能過著「正常」的生活。此時的我會將注意力放在保持良好習慣、維持活動限度，以及當症狀惡化了幾天時不驚慌失措。

　　如果你也遇到類似的情況，希望我的故事能為你帶來希望。我還清楚記得當年在網路上看見的故事有多麼令人喪氣。一年前的我可不會相信自己能恢復到現在這樣，而我想讓你知道一切都有好轉的可能。

路易絲，37歲

一切始於 2018 年年底。當時我度過了一生中最美好的時光：我買下自己的房子後搬了進去、參加第二次馬拉松，而且在作為公務員的同時也享受擔任志工的樂趣，感覺一切都順利進行。然而，後來我生病了，我們猜測應該是得了流感或某種病毒。我以為這就像其他不適一樣，總會好起來，所以休息幾天就回去工作了。

然而，一週後我媽卻不得不叫救護車──因為我實在下不了床。

我去看了醫生，但結果表示：血液檢驗與腦部掃描都未顯示任何異常。從那張報告上看起來我很健康，實際情況卻是另一回事。我感覺虛弱無力、喉嚨痛、月經不來、皮膚酸痛、口腔滿是潰瘍，而且感覺感官刺激已經超過負荷。

我有段長達三年的反覆試錯之旅。到 2020 年初時，我的症狀已經有所改善了，可以重返全職工作。然而後來疫情來襲，我們不得不採取防疫措施。我已經連續十二週都沒出門了：我完全停滯下來，身體再次失去所有力量。

接著我才回去工作了一天就摔斷手臂，狀態隨之開始走下坡。當我再次請假時，我的全科醫生告訴我「肌痛性腦脊隨炎患者並不會去工作」。我因此鬱鬱寡歡，擔心自

己即將失業。接著，有天晚上我與朋友們坐下來聊聊，就在那時下定決心，覺得自己必須做點什麼，於是我就預約了一位專家的門診。後來我也開始自己研究慢性疲勞症候群，尤其是神經系統，好讓自己更了解病情。對我來說，這絕對有消除恐懼因素的效果。

現在我又重返全職工作了，目前為止一切順利。我已經能控制自己的症狀，也不再那麼害怕了。但這並不表示永遠都輕鬆如意：我的職責需要在夜間與週末待命，而我得為此奮力拚搏，因為我沒有每週固定的「作息」或生理時鐘，而這也是我努力想回到過去狀態的原因。我有時還是會突然發作——半夜醒來感覺有點發燒和扁桃腺腫脹。

所有視線所及之處都會有人告訴你「這就是你的新日常了」，負面案例也總是比正面故事更容易找到，所以我後來決定建立一個名為 @mindandbody_connected 的 Instagram 帳號，為那些剛進入這段旅程的人以及已經走到另一端的人建立聯繫。

我很幸運能擁有強而有力的支持網絡，但有時你就是想和那些能根據自身經驗了解你正在經歷什麼的人交流一下，而這個帳號就能幫你做到這件事。我甚至覺得，要是我一開始就有這樣的網絡該有多好，就能與那些樂觀的人們建立聯繫了。我收到的許多私訊都來自那些不知該從何開始的人。每個人對慢性疲勞症候群的經驗差異實在不

小，我也知道我的方法並不適合所有人，但如果我能透過社群媒體多幫到一個人，那麼這就值得了。

蘇，59歲

我在 2006 年生了一場病。我的工作包括在戒毒與戒酒門診中管理一個小團隊，現在回想起來就能發現自己當初一直在疲勞和工作壓力中掙扎。那時染上的疾病是胸腔感染惡化為肺炎，而我從未真正從中康復。胸腔感染症狀消失了，卻遺留下典型的身心疲勞症狀。

在內心深處，我一直在想，「這是慢性疲勞症候群嗎？」同時又一直將這個想法推開。我有次對醫生說：「你做什麼都行，但別告訴我身上的問題正是出在這裡。」然而我在發病六個月後收到了診斷結果。

我被他轉介到一間相關專業的診所，而我關注的重點大多是學習能讓我重返工作崗位的策略。我學會了配速，診所人員也協助我計劃每週用幾個早上分階段回去工作幾小時。我換了個職位，雖然工作壓力減少了，但我根本應付不了。我感覺自己就像被關在玻璃牢籠裡似地，接著不得不因健康原因做出退休的決定。

　　退休後我的精神狀態開始走下坡，既憂鬱、挫敗又憤怒。躺下時腦子裡總能想像自己什麼都做得來，但自己實際上卻在與疲勞搏鬥，也會暈眩或摔倒。我曾享有美好的社交生活，可以去聽樂團、現場演出的音樂，還能和朋友們出去玩，但這一切全都停擺了。我出門一小時後就就會在桌上半睡半醒，所以隨著時間過去，不出門對我來說就變得愈來愈容易。

　　我試過針灸、療癒、催眠療法，也做過所有檢查排除其他原因。一想到大家或許覺得只要我更努力就會好起來，我就十分羞愧。我還出現了身體疼痛和偏頭痛的症狀，最終於 2012 年被診斷出有比慢性疲勞症候群更嚴重的纖維肌痛，並被轉診到疼痛治療診所，自此情況才開始好轉。那個診所很重視患者的參與，也有很多志工。他們請我加入志工行列，而就是在那時，我開始重拾希望。我的職業背景使我擁有一技之長，但這裡有群人已經知道我病了還依然相信我，給了我機會，也給了我可以投入其中的事。接著，我感覺症狀非常、非常潛移默化地消失了。

　　我所關注的核心一向都是在休息與活動之間達到平衡，並找到適合自己的做法。以我自己來說，我想，如果早點進行身體活動的話，症狀和疼痛可能就不會那麼嚴重了。我想提出的另一項建議是認真學習如何放鬆：對我來

說，放鬆不是看電視或見朋友，而是真正將速度慢下來，以及練習正念和冥想。

我對別人提起的說法是：我感覺自己就像夜間的發電廠，除了一盞燈留下之外，其他所有燈都熄滅了。明明表面上別無二致，卻產生不出能量，也做不了任何有價值的事。但最終，還是有愈來愈多的燈逐漸亮起來了。

漢娜，25歲

我最開始感覺自己罹病是在十二歲的假期中。當時我染上一種病毒，之後又不見好轉。我只感到壓倒性的虛弱和疲憊，就像流感從未真正離我而去。

在最初幾年，我有大半時間都臥床不起。我可以走一小段路到廚房再折返，但也僅此而已。我在正常活動和個人自我中苦苦掙扎。生活中的一切完全走樣。我再也沒有回到學校，而是接受私人家教的「院內教育」。剛開始我只能學習一小段時間，但後來逐漸增加成家教每週來我家三次。

在身體不適後的第一年，最主要的目標就是找出明確的診斷，那段過程很漫長，也約過許多醫生的門診。因為

一開始的重點是身體健康和學著與慢性疲勞症候群共存，結果我幾乎忘了青少年時期應該要用來學習。

　　少了你認為在學校理當會有的正常互動是種巨大的改變，比如和朋友膩在一起、從老師身上持續學習，所有你在青少年時期會做的事，而我就錯過了這些。但是，當我重新開始學習時，就算有時實在疲憊，我還是發現自己真的很想念這些過程。

　　我與當地的慢性疲勞症候群專業團隊合作，接受了物理治療以及職能治療師的療程，其中的頭等大事就是維持生活的基本框架。我發現到現在我也還是需要好好維持生活結構；就算一天只做一件事，也對我有實際助益。

　　在接受院內教育團隊教學五年後，我在中等教育普通證書考試中考出了幾科的成績，那時我的身體健康狀況也有所改善，於是我就上了大學。大學對我來說是個重大的轉折點：我的健康狀況持續好轉，也努力去取得衛生與社區護理方面的職業資格。

　　我現在二十五歲，在安寧療護病房擔任保健員（healthcare assistant），一週工作四天。即便是在最低潮的時期，我也始終知道自己想在醫療保健領域做點什麼。我之前還以為這只是個白日夢，但現在我已經實現這個目標了。

在恢復方面，我確實還是會有幾天稍感疲憊，但整體而言，我覺得身體的狀態好極了。精神方面的恢復則需要更長的時間。我或許比其他人更容易不知所措、過度反應吧，小時候我就發現要表達自身感受是件難事。

我確實為自己感到驕傲。你必須退一步看看自己至今為止取得了什麼成就，不要將自己與他人以及其經歷進行比較。對我來說，有事能讓我專注其中是關鍵所在。我得確保一天中有些需要集中注意力的小事好讓我熬過病情，無論是看一下新節目、讀幾頁書、見朋友還是接受教育都行。

保持耐心也很重要。當你不知道未來會變成什麼樣子時，可能一切都很難熬，但還是要有耐心，永遠別失去希望。

克里斯，37歲

我以前可是一個運動愛好者，而且除了平時在生活中面對的挑戰，我還從事一項要求相當高的工作，通勤時間又長。然後我就得了感冒（後來我才知道那是人類皰疹病毒第四型）。起初，我試著甩開那些不適繼續工作，並為

了即將到來的鐵人三項比賽進行訓練，但我還是感覺不太對勁。

　　大約距離最初發病的八週後，我還記得當時正在上班，我試著從椅子上站起來去洗手間，那感覺糟糕透頂。我說我想和老闆談談，結果一進會議室我就情緒崩潰了。老闆要我先回家，我也答應再去看醫生。我就這麼從這場會面中離席而去，以為下週就能回來上班，但不幸的是現實並非如此運轉。

　　我從自己所知最健康的那一類人變成了一個走不到馬路另一頭的人。出現的症狀五花八門，但有時我覺得自己全身都發炎了──舉例來說，當我用手指梳理頭髮時，感覺就連毛囊都發炎了。其中一項最嚴重的症狀是一陣又一陣的極度疲勞，我甚至得用盡所有的體力和精神才能持續睜開眼睛。

　　我不斷被解聘，以至於我不知道自己還能不能再去工作，更不用說參與體育活動了。我打電話取消了之前預訂好未來幾個月要去參加的比賽，而就是在這時，我碰上了真正的轉振點。一位名為馬可的比賽主辦者主動打電話給我，我與他未曾謀面也不曾交談（除了查看電子郵件確認有沒有機會得到參賽相關的退款外），而他打給我是因為他和妻子都患有慢性疲勞症候群。這句話聽起來很浮誇，但那通電話救了我一命。儘管馬可與我素不相識，他還是

抽出時間和我聊了兩個小時。他告訴我，他和妻子罹患慢性疲勞症候群的過程，也說他們都已經康復了，也就是說康復並非天方夜譚。

我接受了認知行為治療，但我最喜歡的其實不是治療本身，而是與那些過去幫助過和我處境相似者的人聊聊。對我來說，那通電話帶給我的希望有舉足輕重的份量。特別有助於我不為自己的期望設限，還會問我「為什麼不呢？」而非害怕突破我設下的界限。畢竟慢性疲勞症候群是個涵蓋甚廣的術語，無法僅因某一項治療對一個人有效就推斷它肯定也對另一個人有效。

有時我徹夜難眠，而我覺得解決這個問題是治療的根本之道。這是個極為困難的挑戰，我在經受一波又一波的疲勞時努力不入睡，將最適合倦意的機會留給晚上。我合理地將其解釋為：一波波的疲勞並不是「真正的」疲勞，而是我的身體和心理在試著將其誤認為過度勞累的狀態並保護我（即便我其實完全沒有進行活動或運動）。

我也慢慢開始鍛鍊身體，從每天步行五分鐘開始做起。有時我走完回來喉嚨會發炎、發痛，這時我也會擔心是不是把自己逼得太緊了，但第二天還是會回來走同樣的路程。我的復原和進步速度很慢，這樣我的身體和思維就會與我最新的活動上限保持一致。

　　隨著時間過去，我逐漸能走更長時間，最後還能做到快走一陣子！我看起來肯定有點傻——車裡的人經過我身邊時會笑出聲——但我不在乎，他們不知道我之前經歷了什麼。

　　我最終維持每週跑步五次的強度，想讓自己變得比以前更健康。當然，我也遇到過那種令人憂慮、心想「一切是不是又要重頭來過？」的復發。症狀確實存在，但我一直試圖忽略它們。不可思議的是，我不去承認這些症狀，竟然就使它們隨著時間過去而消失了，那就像是我的正常基礎量受到了重新調整似地。如果你在剛開始發病時告訴我未來能達到現在的狀態，那時的我可不會信，但正是希望感讓我做到了這件事——它給了我相信的空間。

　　如果你能挺過這一切，你就會比所有你認識的人都還要堅強。

結語：與慢性疲勞好好相處

　　無論你是擔心當下的疲勞症狀是由慢性疲勞症候群引起，還是已經得到診斷並在專業的慢性疲勞症候群中心完成評估和治療，又或是已經康復，我們都希望本書中的資訊和建議能給你清晰的認識與信心，好讓你掌控自己的健康。

　　除了兒童和青少年，目前對慢性疲勞症候群患者預後該如何處置的觀點還較為謹慎保守。雖然康復的可能性存在，我們也見證過，但遺憾的是目前完全緩解或治癒的可能性還是相當低。不過，保持希望絕對是極其重要的心理狀態。當醫事人員及早參與治療、及時提供專業建議、提供支持使患者在適當情況下繼續受教育或就業，並適時修正策略時，就能將對生活造成的不利影響降到最低。

　　我們認為本書可以讓你得到一些關鍵資訊：

- **不要拖延尋求幫助和建議的時間**：如果嚴重疲勞影響到了你的日常生活，請找醫事人員諮詢，別等到症狀變得難以承受時才採取行動。

- **別忘了良好的照護不僅僅是診斷與藥物治療**：將你的健康與福祉全面納入考量，並運用我們提供的飲食和

自我管理建議。對於改善睡眠和壓力管理，我們也提供了一些應用程式與科技技術的連結（參見第233頁的「延伸閱讀與資源」）。作為慢性疲勞症候群整體生活方式的一部分，我們認為改善這兩方面非常重要。一定要抽出時間去做你喜歡的事，並增強你的自尊。

- **與他人談論你的經歷：**雖然進展緩慢，但社會對於公開談論慢性疲勞症候群確實變得愈來愈友善。有些知名人士──包括駕船環遊世界的帆船運動員克萊兒‧法蘭西斯（Clare Francis）和1981年的電影《火戰車》的監製大衛‧普特南（David Puttnam）──都坦率地講述過他們罹患慢性疲勞症候群時的經歷。普特南勳爵是公益團體「為ME行動」的資助者，克萊兒‧法蘭西斯則是其理事長，他們對我們來說都是鼓舞人心的榜樣，儘管與慢性疲勞症候群共存，他們還是繼續維持充實的職涯，也豐富他人的生活。無論是在工作場合、在朋友之間或是在家中飯桌上，我們都能為提高大眾對慢性疲勞症候群的認識盡一份力。

- **密切關注我們對慢性疲勞症候群理解程度的最新進展：**未來幾年我們將會看到大量專門探討病毒後疲勞相關議題的論文發表。雖然這是個振奮人心的時機，

但我們在到達許多人所希冀的陽光高地前，很可能還會遇到許多虛假的黎明。第五章已經列出在安全得出結論前必須達到的高標準，像是找到建議的致病機轉或得到新療法優於安慰劑的結果，過去有太多倡議者根據實驗室中的研究結果提出治療建議，卻沒有以關鍵步驟「隨機對照試驗」檢驗他們的假設。雖然我們都等不及想得出新療法，但應該要先證明其療效，才能合理地改變治療指引。

- **永不放棄希望**：雖然我們認為對完全治癒的可能性抱持現實一點的態度很重要，但在網路上，比起許多已康復或儘管還在罹病但生活還是過得不錯的患者，更容易搜尋到患者嚴重受影響的例子。在本書中，我們試著藉由分享一些現實中的案例來稍微平衡這件事，即便是病情最嚴重的患者，也還是設法讓自己的生活和事業重回正軌了。我們無意在任何方面輕視或貶低那些嚴重受影響患者的糟糕經歷，那並不是因為他們做錯了什麼，而且他們也需要社會為其倡議與支持（當然，還需要更好的療法），但我們相信讓那些康復的故事被相信、被理解、被學習極為重要，而最要緊的是，不要削弱這些故事的力量。

延伸閱讀與資源

ME/CFS 的專業組織與公益團體

英國

1. 為 ME 行動（Action for ME），英國公益團體，www.actionforme.org.uk。
2. 英國肌痛性腦脊髓炎／慢性疲勞症候群臨床醫師協會（BACME），這是一個由照護 ME/CFS 患者的英國專業人士所組成的跨領域組織，www.bacme.info。
3. 肌痛性腦脊髓炎協會（ME Association），英國公益團體，www.meassociation.org.uk。
4. 泰姆斯公益信託（Tymes Trust），一家致力於協助兒童與青少年 ME/CFS 患者與其家人的公益團體，www.tymestrust.org。

世界各地

1. 美國肌痛性腦脊髓炎與慢性疲勞症候群協會（American ME and CFS Society），是一個專注於患者需求的非營利組織，內有相關醫師與診所的資料庫，www.ammes.org。
2. 法國慢性疲勞症候群與纖維肌痛協會（Association Française du Syndrome de Fatigue Chronique et de Fibromyalgie），法國的患者支持組織，www.asso-sfc.org。
3. 紐西蘭肌痛性腦脊髓炎協會（ANZMES），網站上有提供支持與建議，www.anzmes.org.nz。
4. 歐洲肌痛性腦脊髓炎聯盟（European ME Alliance），是多個支持 ME/CFS 患者的相關組織組成的團體，www.euro-me.org。
5. Fatigatio e.V.，德國的患者團體，www.fatigatio.de。
6. 國際肌痛性腦脊髓炎／慢性疲勞症候群學會（IACFS/ME），是一個針對專業人士建立的全球非營利組織，www.iacfsme.org。

7. 愛爾蘭肌痛性腦脊髓炎／慢性疲勞症候群協會（Irish ME/CFS Association），一個由志工經營運作的組織，irishmecfs.org/contact.html。

8. 愛爾蘭肌痛性腦脊髓炎信託（Irish ME Trust），提供資訊與諮詢服務，www.imet.ie/index.html。

9. 日本肌痛性腦脊髓炎協會（Japan ME Association），是一個倡導患者權益的非營利組織，www.mecfsjapan.com。

10. 肌痛性腦脊髓炎協會（ME Association），丹麥的非營利組織，www.me-foreningen.dk。

11. 澳洲肌痛性腦脊髓炎／慢性疲勞症候群協會（ME/CFS Australia），公益團體，www.mecfs.org.au。

12. 荷蘭肌痛性腦脊髓炎／慢性疲勞症候群基金會（ME/CFS Foundation Netherlands），患者團體，www.mecvs.nl。

13. 南非肌痛性腦脊髓炎／慢性疲勞症候群基金會（ME/CFS Foundation South Africa），www.mecfssa.org。

14. 全國肌痛性腦脊髓炎／纖維肌痛行動網（National ME/FM Action Network），一間致力於肌痛性腦脊髓炎／疲勞症候群以及纖維肌痛的加拿大公益團體，www.mefmaction.com。

15. 解決肌痛性腦脊髓炎／慢性疲勞症候群（Solve ME/CFS），美國非營利組織，www.solvecfs.org。

指引

1. 英國國家健康與照顧卓越研究院（NICE），《肌痛性腦脊髓炎（腦病變）／慢性疲勞症候群：診斷與管理》，www.nice.org.uk/guidance/ng206。

健康與福祉相關應用程式

1. Calm，冥想用應用程式，www.calm.com。

2. Headspace，引導冥想的應用程式，www.headspace.com。

3. Insight Timer，引導冥想的應用程式，www.insighttimer.com。

4. Sleepio，基於實證設計的六週睡眠計劃，www.sleepio.com。

睡眠相關資源

1. 國家睡眠基金會（Sleep Foundation），提供經過醫學審查的睡眠健康資訊，www.sleepfoundation.org。

2. sleepOT，給那些對睡眠領域有興趣的職能治療師參考的資訊與社群網站，www.sleepot.org。

營養

1. 英國靜脈暨腸道營養學會（BAPEN），營養不良自我篩檢工具，www.bapen.org.uk/screening-and-must/malnutrition-self-screening-tool。

2. 英國飲食協會（BDA），ME/CFS 的飲食相關建議，www.bda.uk.com/resource/chronic-fatigue-syndrome-diet.html。

3. BDA，腸躁症的飲食相關建議，www.bda.uk.com/resource/irritable-bowel-syndrome-diet.html。

4. BDA，營養不良概況說明，www.bda.uk.com/resource/malnutrition.html。

5. BDA 的特約營養師專家小組，英國註冊營養師資料庫，www.freelancedietitians.org。

6. 腸躁症網絡（IBS Network），公益團體，www.theibsnetwork.org/diet/。

7. 純素協會，公益團體，www.vegansociety.com。

8. 純素協會，營養與健康相關建議，www.vegansociety.com/resources/nutrition-and-health。

工作場域的協助與支持

1. 「工作途徑」計畫（Access to Work scheme），如果你有身心健康問題或失能情形，該計畫可提供協助你就業或持續工作的補助與建議，www.gov.uk/access-to-work。

2. 諮詢、調解和仲裁服務處（ACAS），一個提供與就業權利、法規與最佳作法相關免費建議的英國組織，www.acas.org.uk。

3. 2010年的《平等法案》（Equality Act 2010），www.legislation.gov.uk/ukpga/2010/15/section/20

教育方面的協助與支持

1. 為ME行動（Action for ME），支持中小學學生就學，www.actionforme.org.uk/18-and-under/your-education/school/。

2. 為ME行動，公益團體，與ME/CFS的高等教育相關的概況說明，www.actionforme.org.uk/support-others/for-teachers-and-schools/higher-and-further-education/。

3. 障礙學生津貼（Disabled Students' Allowance），英國政府按經濟狀況調查結果提供的支持，www.gov.uk/disabled-students-allowance-dsa。

4. 在學疾患聯盟（Health Conditions in Schools Alliance），一個由公益團體、醫事人員與工會組成的團體，致力於確保身有疾患的兒童在學校能取得所需照護，www.medicalconditionsatschool.org.uk。

5. 特殊教育需求與失能相關資訊諮詢及支持服務（Special Educational Needs and Disabilities Information Advice and Support Services），該服務為有特殊教育需求與失能情況的兒童和青少年之父母與照顧者提供所需資訊，www.kids.org.uk/sendiass。

罹患 ME/CFS 的著名人士

1. 克萊兒‧法蘭西斯（Clare Francis），作家與帆船運動員，www.clarefrancis.com/biography。
2. 大衛‧普特南勳爵（Lord David Puttnam），監製與製片，www.davidputtnam.com。

其他資源

1. DecodeME，對 ME/CFS 進行的研究，www.decodeme.org.uk。
2. C. Tomas 和 J. Newton（2018），慢性疲勞症候群／肌痛性腦脊髓炎的代謝異常：小型回顧，*生化學會彙刊*，46（3），第 547 － 53 頁，doi.org/10.1042/BST20170503

致謝

傑拉德‧科克利

對於大部分風濕科醫師來說，ME/CFS患者並不在他們的職責範圍內。我對這方面的興趣源自1999年在一場美國風濕病醫學會於波士頓舉行的會議上與我的朋友兼同事塞爾溫‧理查茲（Selwyn Richards）醫師的偶遇。塞爾溫一直都在研究纖維肌痛的治療方式，而這又引發他對疲勞領域的興趣，他現在成了多塞特郡ME/CFS服務機構的臨床負責人。他那時對我說我可能會對這種病症感興趣，結果他是對的。

我在與莫里士‧立普斯（Maurice Lipsedge）醫師和丁肖‧馬斯特（Dinshaw Master）醫師合作時從中學到了很多，他們現在都已經退休了，但他們給了我鼓勵，也巧妙地建議我調整早期較為天真幼稚的諮商風格，並教會我類比、反思與讚揚在臨床談話中的實用性。近期而言，我非常感謝艾勒斯特‧桑豪斯（Alastair Santhouse）醫師的支持與智慧，也非常感謝梅爾文‧羅柏（Melvyn Lobo）教授及蓋伊‧萊施茨納（Guy Leschziner）教授，他們三位對本書的草稿提出了許多有益的建議。

我的ME/CFS患者來尋求我的意見並因此受益（遺憾的

是，並非所有人都能看見成效），就這件事而言，他們的好轉與康復主要歸功於我的同事加布里埃拉·艾瑞（Gabriella Airey）以及 www.vitality360.co.uk 團隊辛勤而有效的治療。

我還要感謝企鵝出版集團的團隊，特別是凱特·基奧（Kat Keogh）、莉迪亞·雅蒂（Lydia Yadi）和蘇珊娜·班內特（Susannah Bennett），他們耐心地努力讓我按時完成，也使我的草稿結構更為完善。

最後，我要感謝我的ME/CFS患者。我只能欽佩你們在面對這種普遍知之甚少、鮮受認可或研究，而且通常得不到醫事人員、人力資源部門、社福機構或醫療保險公司充分支持的疾病時所表現出的毅力和韌性。對於那些康復的人，我為你們的幸運歡慶，也感謝你們在人生中的艱難時刻信任我與我的團隊。我們只交流了一段短暫的時間，所以為恢復所做的努力全是你們的功勞。對於那些未康復的人，我很抱歉我無能為力，希望未來ME/CFS領域能有新的見解和療法幫助你們。只要活著，就有希望。

貝弗利·諾普斯

在過去二十五年中，我在三個十分特殊的跨領域團隊工作：布里斯托慢性疼痛與疲勞團隊（Bristol Chronic Pain and

Fatigue team）、巴斯兒童CFS/ME診療服務（Bath Paediatric CFS/ME Service）和Vitality 360。感謝這些團隊中的大家大方地與我分享知識與技能。

我要特別感謝一些為本書部分章節提供協助的同事和朋友：飲食——蘇・路思坎伯（Sue Luscombe）；工作——阿曼達・梅森（Amanda Mason）和費歐娜・麥基尼（Fiona McKechnie）；康復——蘇・瓦特金（Sue Watkins）和麗茲・戴葳（Liz Dawe）。謝謝你們，沒有你們我不可能按時完成這些內容。

我還要感謝凱特・基奧，她能理解我雜亂的內容，讓傑拉德和我的進度維持在正軌上。

不過最重要的是，我要感謝每一位與我合作過的ME/CFS患者。你們的實際經驗很重要，這對於我告訴其他人（接著也會繼續被分享下去）的知識都有極大的貢獻。謝謝你們讓我進入你的生活。

國家圖書館出版品預行編目（CIP）資料

與慢性疲勞好好相處：長期疲憊的你也能重新找回生
活步調／傑拉德‧科克利（Gerald Coakley）、貝弗
利‧諾普斯（Beverly Knops）著；高子晴譯. -- 初版.
-- 臺中市：晨星出版有限公司，2023.11
　　面；　　公分 . --（專科一本通；36）

譯自：Living with me and chronic fatigue syndrome

ISBN 978-626-320-629-8（平裝）

1.CST: 健康法　2.CST: 疲勞

411.1　　　　　　　　　　　　　　　112014974

專科一本通 36

與慢性疲勞好好相處：
長期疲憊的你也能重新找回生活步調
Living with ME and Chronic Fatigue Syndrome

歡迎掃描 QR CODE，
填線上回函

作者	傑拉德‧科克利醫師（Dr. Gerald Coakley）、貝弗利‧諾普斯（Beverly Knops）
譯者	高子晴
編輯	陳詠俞
封面設計	初雨有限公司（ivy_design）
內頁設計	黃偵瑜

創辦人	陳銘民
發行所	晨星出版有限公司
	407台中市西屯區工業30路1號1樓
	TEL:（04）23595820　FAX:（04）23550581
	E-mail:service@morningstar.com.tw
	https://www.morningstar.com.tw
	行政院新聞局版台業字第2500號
法律顧問	陳思成律師
初版	西元2023年11月15日　初版1刷

讀者服務專線	TEL:（02）23672044 /（04）23595819#212
讀者傳真專線	FAX:（02）23635741 /（04）23595493
讀者專用信箱	service@morningstar.com.tw
網路書店	https://www.morningstar.com.tw
郵政劃撥	15060393（知己圖書股份有限公司）
印刷	上好印刷股份有限公司

定價380元

ISBN 978-626-320-629-8